reinhardt

Angela Cuno • Thomas Richter

Yoga in der Psychotherapie

Mit zahlreichen Abbildungen

Ernst Reinhardt Verlag München

Angela Cuno und *Thomas Richter* sind Diplom-Psychologen und als Psychologische Psychotherapeuten seit 1989 in gemeinsamer Praxis in Gütersloh tätig. Darüber hinaus unterrichten sie Yoga und lehren seit 2014 zum Thema „Integration von Yoga in die Psychotherapie“ in verschiedenen Berufsverbänden.

Die Deutsche Nationalbibliothek verzeichnet diese Publikation in der Deutschen Nationalbibliografie; detaillierte bibliografische Daten sind im Internet über <http://dnb.d-nb.de> abrufbar.
ISBN 978-3-497-03220-4 (Print)
ISBN 978-3-497-61814-9 (PDF-E-Book)
ISBN 978-3-497-61815-6 (EPUB)

Printed in EU
Cover unter Verwendung einer Kombination der Fotos von iStock.com/yoshinx und iStock.com/luhuanfen
Satz: Sabine Ufer, Leipzig

Ernst Reinhardt Verlag, Kemnatenstr. 46, D-80639 München
Net: www.reinhardt-verlag.de E-Mail: info@reinhardt-verlag.de

Inhalt

Unser ganz besonderer Dank für ihre tatkräftige Unterstützung bei der Quellenrecherche und bei technischen Fragen gilt meiner Tochter Rieke Marie Cuno.

Vorwort

Warum schreiben wir dieses Buch?

Während unserer jahrelangen Arbeit als PsychotherapeutInnen in unserer Praxis haben wir viele verschiedene Ausbildungen durchlaufen und viele verschiedene Methoden kennen gelernt: Gesprächstherapie nach Rogers, Rational-Emotive Therapie (RET), Neuro-Linguistisches Programmieren (NLP), Verhaltenstherapie (VT), Traumatherapie, Eye-Movement-Desensitization-and-Reprocessing (EMDR), Prozess- und Embodimentfokussierte Psychologie (PEP®). So konnten wir uns mit unseren Interventionen auf die unterschiedlichsten KlientInnen einstellen und ihnen individuell angepasst helfen. Dennoch gab es immer wieder Situationen, in denen uns eine entscheidende Inspiration fehlte, um Zugang zu dem Problem der KlientIn zu bekommen. Der somatische und spirituelle / achtsame Aspekt fehlte häufig, um die Menschen umfassend unterstützen zu können.

Nachdem wir beide – zunächst aus privatem Interesse – eine Ausbildung zur YogalehrerIn gemacht hatten und damit begannen, Kurse zu geben, fiel uns immer mehr auf, wie viele Parallelen es in den Konzepten der Yogaphilosophie und -praxis und der Psychotherapie – vor allem der Verhaltenstherapie – gab. Durch unsere berufliche Ausrichtung und durch den Umstand, dass ein Teil der Yogakurs-TeilnehmerInnen auch in psychotherapeutischer Behandlung bei uns war, war es für uns selbstverständlich, dass wir psychologische Inhalte in unsere Yogakurse einfließen ließen. Nach und nach nutzten wir jedoch auch Techniken und Gedanken des Yoga in unseren psychotherapeutischen Einzelsitzungen, die bei bestimmten KlientInnen guten Anklang fanden und ihnen halfen, sich weiterzuentwickeln. Insbesondere bei Aufmerksamkeits- und Gedächtnisproblemen, Grübelzwang, depressiven Störungen, Angststörungen, Problemen mit der Entspannung (z. B. bei chronisch erhöhtem Arousal, Hyperaktivität) und Störungen der Körperwahrnehmung erwiesen sich die Konzepte und Methoden des Yoga als sinnvolle und wertvolle Ergänzung zu den oben genannten psychotherapeutischen Verfahren.

Seit einigen Jahren geben wir deshalb Fortbildungen in diesem Bereich für interessierte KollegInnen, in denen wir aufzeigen, wie Yoga in die Psychotherapie integriert werden kann, wie es bei welchen Störungsbildern wirkt, welche Voraussetzungen (bei TherapeutIn und KlientIn) dafür vorhanden sein müssen. Dabei benennen wir auch die Grenzen des Yoga. Auch weisen wir gesondert daraufhin, dass sich Yoga hervorragend als Instrument zur eigenen Psychohygiene nutzen lässt, wie wir es seit vielen Jahren selbst praktizieren, um den mitunter sehr kräftezehrenden Beruf der PsychotherapeutIn lange und mit Freude ausüben zu können.

Um nun den interessierten KollegInnen einen praktikablen Leitfaden an die Hand geben zu können, haben wir uns entschieden, unsere Erfahrungen zu verschriftlichen. In diesem Buch geben wir außerdem einen Überblick über die Geschichte des Yoga, seine Philosophie, seine wissenschaftliche Evidenz und seine Parallelen zur Psychotherapie (speziell zur Verhaltenstherapie). Wir stellen Fallbeispiele vor und zeigen anhand von Therapiesitzungen auf, wie die Integration der Yogaübungen und -gedanken ganz praktisch gelingen kann.

Teil I
Grundlagen und theoretische Ansätze

1 Einführung in die Yogaphilosophie und die Geschichte des Yoga

Um Yoga verstehen und anwenden zu können, ist es hilfreich, einige geschichtliche und philosophische Hintergründe zu kennen. Diese Einführung wollen wir hier bieten, ohne den Anspruch auf (erschöpfende) Vollständigkeit. Yoga ist eine komplexe Philosophie mit einer Jahrtausende alten Historie. Beides kann hier nur kurz angerissen werden mit der Betonung auf Aspekte, die für PsychotherapeutInnen relevant sind.

1.1 Die Entwicklung des Yoga im alten Indien

Ursprünge

Der Begriff *Yoga* ist eine Ableitung aus dem Sanskritbegriff *yuj*, das so viel wie „Anschirren von Zugtieren vor einen Wagen“ bedeutet (Sriram 2006, 14). Yoga heißt dann „Verbindung“, „Vereinigung“ oder auch „Einheit“.

Die ersten Anfänge des Yoga verlieren sich im Dunkel der indischen Geschichte vor etwa 3.500 Jahren. Die philosophischen Schriften der *Upanishaden*, die ab etwa 700 v.Chr. entstanden, erwähnten schon Atemübungen und das „Zurückziehen der Sinne“ als Mittel der Meditation. In späteren Fassungen ab etwa 400 v.Chr. tauchte bereits der Begriff Yoga auf.

Zunächst ausschließlich von der obersten Kaste der *Brahmanen*, einer Priesterkaste, praktiziert, verstand sich dieses Yoga als *rein geistige Disziplin*. Unsere fünf Sinne, die („wie wilde Affen“) hin- und herspringen und für eine ständige Reizung und Zerstreuung unseres Geistes sorgen – welch ein modernes Problem! – sollten „angeschirrt“ werden, so wie die Zugtiere eines Wagens vor ein Joch (eine weitere Ableitung des genannten Begriffs *yuj*) und damit zentriert, vereinigt, wie es der Bedeutung von Yoga entspricht.

In der *Bhagavad Gita* (um 500 v.Chr.), einer bis heute in Indien populären philosophischen Schrift, wurde die damalige Ethik in Form eines Lehrgedichtes zusammengefasst. Krishna, einer der hinduistischen Hauptgötter, unterweist in diesem Text den jungen Krieger Arjuna in die moralisch-ethischen Grundwerte des Lebens.

Spätestens ab dieser Zeit wandelte sich das Verständnis von Yoga grundlegend: Geistige Entwicklung sollte nicht mehr ausschließlich den Brahmanen vorbehalten, sondern prinzipiell allen Menschen möglich sein (wenn auch faktisch nur die wenigen, die lesen und schreiben konnten, daran teilhatten).

Patanjalis achtgliedriger Pfad

Der mystische Weise *Patanjali*, der irgendwann im Zeitraum zwischen 200 v. Chr. und 400 n. Chr. in Indien gelebt haben soll, fasste das Wissen und das Verständnis vom Yoga der damaligen Zeit in seinem berühmten vierteiligen Yoga-Sutra zusammen. Sutra bedeutet „Faden“, und Patanjalis Yoga-Sutren bestehen aus etwa 195 knapp gefassten Lehrsätzen. Dieser Text wurde nicht für eine breite Öffentlichkeit geschrieben, sondern für die, die damals Yoga praktizierten. Er ist ohne Erläuterungen kaum verständlich. So wurden seit dem 5. Jahrhundert immer wieder erklärende Kommentare dazu verfasst.

„Yoga ist, wenn der Geist zur Ruhe kommt“, so lautet Patanjalis wahrscheinlich berühmtester Lehrsatz in der prägnantesten Übersetzung (modifiziert nach Schöps 2010, S. 21; eine Diskussion der unterschiedlichen Übersetzungen aus dem Sanskrit siehe Ott 2013). Von vielen ernsthaft Praktizierenden werden diese *Yoga-Sutren* noch immer als philosophisch-geistige Grundlage des Yoga gesehen.

Das ist also letztlich Sinn und Ziel von Yoga: den Geist zur Ruhe zu bringen. Alle Methoden, Verhaltensregeln und Übungen, die Yoga anzubieten hat, sind letztlich Hilfsmittel, um das zu erreichen. Wie gleich noch deutlicher werden wird, ist dieses Ziel allerdings deutlich tiefgreifender als unser westliches Verständnis von „abschalten“ oder „gut entspannen“ können (auch wenn sich in unserer Alltagspraxis Yoga dazu durchaus nutzen lässt).

Im ersten Teil der Sutren entfaltet Patanjali die Grundzüge einer Yogapsychologie. Er beschreibt, wie unser Geist arbeitet und welche Faktoren dazu führen, dass wir nicht das wahrnehmen, was ist, sondern nur „gefärbt“ durch unsere Vorerfahrungen und (modern ausgedrückt) unsere „subjektive Brille“. Dieser Teil wird im Kapitel 2.2 genauer behandelt. Patanjali arbeitet im zweiten und dritten Teil der Sutren heraus, welchen Weg Yoga dafür anbietet, diese Verzerrungen der Wirklichkeit aufzuheben. Dies ist der berühmte „achtgliedrige Pfad“. Im abschließenden vierten Teil des Yoga-Sutra wird diese Freiheit des Geistes genauer beschrieben und die Hindernisse auf dem Weg dahin werden erläutert. Vor allem die triebhaften Elemente (*Kleshas*), und unsere angewöhnten Handlungsneigungen und erworbenen Überzeugungen (*Samskaras*) stehen der Erleuchtung entgegen. Auch hier gibt es interessante Parallelen zur Psychotherapie (Kapitel 2.2).

Patanjalis Lehrsätze sind sehr knapp formuliert, die verwendeten Sanskritbegriffe vielschichtig – und damit sind unterschiedliche Interpretationen möglich. Klar ist jedoch, dass es für ihn ganz ausdrücklich nicht darum geht, etwas zu „glauben". Bereits im allerersten Lehrsatz beschreibt er Yoga als erfahrungsbasiert (modern ausgedrückt könnte man auch sagen: evidenzbasiert). Patanjali fordert also dazu auf, eigene Erfahrungen mit dem Weg des Yoga zu machen und nichts zu glauben, was man nicht selbst erlebt hat.

Das ist auch der Grund, weshalb Yoga keine Religion ist (auch wenn es in der indischen Philosophie und dem Hinduismus wurzelt sowie einige buddhistische Einflüsse hat). Wir können und sollten Yoga zwar von LehrerInnen lernen, aber letztlich zählt nur unsere eigene Erfahrung. Hier gibt es eine weitere Parallele zur Psychotherapie (mehr dazu im Kapitel 2.2).

Patanjalis achtgliedriger Pfad hat folgende Bestandteile: Yamas, Niyamas, Asanas, Pranayama, Pratyahara, Dharana, Dhyana und Samadhi (Sriram 2006).

Die Sanskritausdrücke klingen sehr fremdartig, aber zumindest die ersten vier Glieder sind sehr handfeste Anleitungen, die jeder Mensch im persönlichen Alltag umsetzen kann. Alle acht Glieder sind dabei im Prinzip gleichwertig, bauen aufeinander auf und erreichen alle „Schichten" von der Außenwelt bis zur tiefsten inneren Ebene.

Die ersten beiden Glieder werden hier als Basis des achtgliedrigen Pfades ausführlicher behandelt, um seine ethischen Grundlagen deutlich zu machen. Praktischer Schwerpunkt dieses Buches sind dann jedoch die Glieder drei bis fünf (Körperhaltungen, Atemkontrolle und einfache Meditationen). Ab dem sechsten Glied geht es um weit fortgeschrittene geistige Fähigkeiten, die die Grenzen einer Psychotherapie deutlich überschreiten.

Das erste Glied auf dem Pfad sind die Yamas, *die Regeln für den Umgang mit der Umwelt*. Es ist interessant und vielleicht verblüffend, dass dieser Umgang mit der Umwelt für Patanjali an erster Stelle steht, also die Basis des Weges ist. Mit „Umwelt" ist hier vor allem der Umgang mit anderen Menschen gemeint, aber auch mit anderen Wesen und der Natur. Yamas sind also eine Art ethischer Verhaltenskodex, allerdings ohne eine (religiöse) Strafandrohung bei Nicht-Befolgen. Es sind Regeln, die man beachten sollte, wenn man auf dem achtgliedrigen Pfad voranschreiten und sich weiterentwickeln möchte. Dieses erste Glied *Yama* hat fünf Bestandteile.

Ahimsa, *die Gewaltlosigkeit.* Dieser Begriff ist im Westen vielleicht durch Mahatma Gandhi am meisten bekannt geworden, der selbst praktizierender Yogi war. Gewaltlosigkeit ist nicht nur körperlich gemeint (also im Sinne von: jemanden schlagen oder verletzen), sondern auch psychisch, durch Worte oder sogar in Gedanken. In einem weiteren Sinne gilt Ahimsa allen Lebewesen gegenüber. Viele Yogapraktizierende begründen mit dieser Regel auch vegetarische oder vegane Ernährung, um Tieren nicht zu schaden.

Satya, *die Wahrhaftigkeit.* Die Wahrheit zu sagen, ehrlich zu sein, nicht zu lügen, ist der zweite Bestandteil von Yama. Das heißt nicht, dem anderen alles an den Kopf zu werfen, was ich denke. Aber das, was ich sage und wie ich handle, sollte übereinstimmen mit dem, was ich denke.

Asteya, *das Nicht-Stehlen.* Dieses Prinzip finden wir auch in den christlichen „Zehn Geboten" wieder. „Stehlen" ist bei Patanjali nicht nur auf materielle Güter bezogen, sondern auch auf Geistiges wie Gedanken oder Ideen. In einem tieferen Sinn geht es darum, uns nicht von unseren Begierden, unserem Verlangen bestimmen zu lassen.

Brahamacharya, *das Maßhalten.* Die eigentliche Wortbedeutung ist „Handeln im Bewusstsein des *Brahma*" (des „kosmisch Unendlichen"). Übertragen geht es hier um Mäßigung und Maßhalten in Bezug auf die vielen Sinnesreize und Leidenschaften wie Essen, Genussmittel oder Sex, von denen wir uns nicht abhängig machen sollten.

Aparigraha, *das Nicht-Horten.* Was brauchen wir wirklich für unser Leben? Hier geht es um die Neigung des Menschen, „immer mehr" von materiellen Gütern, aber auch immer mehr Anerkennung, Ruhm, Macht haben zu wollen. Dies führt nicht zu mehr innerer Zufriedenheit, sondern ist eher ein Hindernis dafür.

Das zweite Glied auf dem Pfad sind die Niyamas, *die Regeln im Umgang mit uns selbst.*

Shaucha, *die Reinheit.* Sehr weltlich ist damit tatsächlich die Reinheit des Körpers, also etwa Hygiene gemeint – wobei es im Yoga auch ausgefeilte, für uns z. T. seltsam anmutende Reinigungstechniken gibt, die *Kriyas.* So z. B. *Hrid Dhauti*, die Tuchreinigung: Dabei wird eine bis zu fünf Meter lange Mullbinde bis auf das Ende geschluckt und anschließend langsam wieder herausgezogen. Dies soll die Speiseröhre und den Magen reinigen (Yoga-Vidya 2023).

Andere Reinigungstechniken aus dem Yoga wie das Zungenschaben oder die Nasendusche haben dagegen den Weg in unser westliches Gesundheitssystem gefunden.)

Im erweiterten Sinne geht es darum, auf geistiger Ebene die Gedanken „rein" zu halten und es soll eine einfache, reine Ernährung angestrebt werden. Letzteres ist durchaus modern, denn heutzutage wird häufig der Konsum wenig verarbeiteter Nahrungsmittel angestrebt.

Santosha, *die Zufriedenheit.* Zufrieden zu sein mit dem, was man hat und was man ist, soll hier angestrebt werden. Im psychotherapeutischen Sinn kennen wir das als die Idee, sich selbst so annehmen zu können, wie man ist, anstatt dem inneren Kritiker zu gehorchen, der nie zufrieden ist.

Tapas, *die Selbstdisziplin.* Das ist aus dem Sanskritausdruck *Tapah* abgeleitet, was Hitze, brennendes Verlangen bedeutet – und dies ist idealerweise der Antrieb dafür, unsere Ziele weiterzuverfolgen trotz schwieriger Hürden und Hindernisse auf unserem Weg. Für große Vorhaben ist diese Eigenschaft entscheidend.

Svadyaya, *das Selbststudium.* Ursprünglich ist vor allem das Studium der alten philosophischen Schriften gemeint, aber im weiteren Sinne geht es hier auch um die Selbstreflexion: Die offene, ehrliche Auseinandersetzung mit den eigenen Verhaltensweisen, Denkmustern und Beschränkungen – deren Wichtigkeit können wir als PsychotherapeutInnen doch nur bestätigen.

Ishvara Pranidhana, *das Vertrauen in eine höhere Kraft.* Dies wird auch als „bedingungslose Hingabe an das Göttliche" übersetzt. Auch ohne an Gott zu glauben, haben viele Menschen das Gefühl, es gebe eine höhere Macht, der sie sich anvertrauen können. In der Psychotherapie ist oft die Formulierung „Vertrauen in das Leben" hilfreich.

Das dritte Glied sind die Asanas, *die Körperhaltungen.*

Im praktischen Teil des Buches werden die wichtigsten Basisübungen näher beleuchtet und nach therapeutischen Anwendungsmöglichkeiten eingeordnet. Bei Patanjali sind die *Asanas* noch nicht weiter ausdifferenziert. Er versteht darunter nur das aufrechte Sitzen (im Lotossitz), wahrscheinlich auch die Haltung des Körpers allgemein, und er definiert schon dessen Qualitäten: Stabilität und Leichtigkeit – eine bis heute gültige Beschreibung.

Das vierte Glied ist Pranayama, *die bewusste Steuerung der Energie bzw. des Atems.*
Prana ist das, was die Chinesen oder Japaner als *Chi* (z.B. T'ai Chi) oder *Qi/Ki* (Qi Gong) bezeichnen, die uns und letztlich dem Universum innewohnende Lebensenergie. Diese kann gut über den Atem gelenkt werden und es gibt im *Yoga* eine Fülle ausgefeilter Atemübungen (für eine Auswahl siehe Buchteil „Praktische Anwendungen").

Das fünfte Glied ist Pratyahara, *das Zurückziehen der Sinne.*
Dies ist eine Voraussetzung und Vorbereitung für die dann kommenden meditativen Stufen des achtgliedrigen Pfades. Es geht hier um die Ausrichtung der Sinne weg von äußeren Objekten hin zum Inneren. Ein bekanntes Beispiel für eine solche Technik ist etwa der Bodyscan, wobei die Aufmerksamkeit auf die Körperempfindungen gerichtet wird. (Buchteil „Praktische Anwendungen")

Im Alltag erleben wir *Pratyahara* zum Beispiel beim völlig vertieften Lesen eines spannenden Buches, wenn wir kaum etwas von der Außenwelt mitbekommen.

Das sechste Glied ist Dharana, *die Konzentration.*
Während die ersten fünf Glieder dazu dienen, den Geist erst einmal grundsätzlich zu beruhigen, geht es jetzt um fortgeschrittenere Fähigkeiten. Bei Beherrschung von *Dharana* kann man die Konzentration über längere Zeit vollständig auf ein Objekt konzentrieren, was jedoch noch einer Anstrengung bedarf.

Das siebte Glied ist Dhyana, *die Meditation.*
Hier ist der Geist ohne Anstrengung völlig absorbiert vom Objekt der Meditation, so dass ein ununterbrochener Strom von Bewusstseinsinhalten entsteht.

Das achte Glied ist Samadhi, *die Erleuchtung.*
Im *Samadhi* ist der Geist völlig verschmolzen mit dem Objekt der Meditation. Die Wahrnehmung wird hier nicht mehr „gefärbt" durch subjektive Vorerfahrungen, das Gefühl eines „Ich" löst sich auf und der Mensch erlangt völlige Freiheit – das ist dann „Erleuchtung", das letztliche Ziel von Yoga, ähnlich wie auch im Buddhismus.

Das Üben der Konzentration auf ein Objekt (*Dharana*) ist ebenso wie die Meditation (*Dhyana*) auch in unserer Zeit Bestandteil jeder tiefergehenden Yogapraxis. Die wirkliche Beherrschung dieser fortgeschrittenen Glieder bedarf allerdings eines jahrzehntelangen intensiven Übens.

Patanjalis Achtgliedriger Pfad im Überblick

Die Schriften des mystischen Weisen Patanjali (etwa 4. Jahrhundert) sind auch heute noch unbestrittene Grundlage aller modernen Yogarichtungen. Ziel des Yoga ist es danach, den Geist völlig zur Ruhe zu bringen. Unsere von früheren Prägungen getrübte Wahrnehmung soll überwunden werden, damit wir uns selbst und die Welt so sehen können, wie sie wirklich ist.

Der Weg dahin hat acht Bestandteile, „Glieder":

Yamas, die Regeln für den Umgang mit der Umwelt, wie z. B. die Gewaltlosigkeit

Niyamas, die Regeln für den Umgang mit sich selbst, etwa die Selbstdisziplin

Asanas, die Körperhaltung (in der Zeit nach Patanjali deutlich ausdifferenziert)

Pranayama, die Lenkung des Atems

Pratyahara, das Zurückziehen der Sinne nach innen

Dharana, die Konzentration

Dhyana, die Meditation

Samadhi, die Erleuchtung, das letztendliche Ziel

Entwicklung der modernen Yogapraxis

In der Zeit nach Patanjali wurde im Yoga unter dem Einfluss des *Tantrismus*, einer wichtigen philosophischen Strömung in Indien, ab etwa dem 5. Jahrhundert nach Christus zusehends der Körper miteinbezogen. Dieser wurde nun nicht mehr als hinderlich, sondern ebenfalls als Teil des Göttlichen im Menschen gesehen und (neben der Meditation) als weiteres Werkzeug zur Erleuchtung, zu *Samadhi*. Ab etwa dem 9. Jahrhundert entwickelte sich das *Hatha-Yoga*. *Ha* ist im Sanskrit die Sonne, die männliche Energie und *Tha* entspricht dem Mond, der weiblichen Energie. Das Wort *Hatha* kann jedoch auch als „Bemühen" oder „Anstrengung" übersetzt werden.

Aus dem indischen Mittelalter sind mehrere Texte bekannt, in denen Hatha-Yoga erläutert wird. Aus dem 7. bis 10. Jahrhundert stammt z. B. die *Goraksha Shataka* (die „hundert Verse des *Goraksha*") mit einer ersten detaillierteren Beschreibung des Energiekonzeptes beim Hatha-Yoga.

Der bekannteste Text aus dieser Zeit ist jedoch die **Hatha-Yoga Pradipika** („Licht auf Hatha-Yoga") des Weisen *Svatmarama* aus dem 14. Jahrhundert. Er übernahm vieles von Goraksha und entwickelte einiges weiter. Dieser dritte (nach der Bhagavad Gita und den Patanjali-Sutren) berühmte Grundlagentext des Yoga ist insgesamt deutlich ausführlicher als Patanjalis Yoga-Sutren und richtet sich ebenfalls an die kleine Elite der Yoga-Praktizierenden. Die Wissenschaft des Hatha-Yoga solle vom Yogi, der nach Erleuchtung strebt, „streng geheim gehalten" werden. Auch solle sich der Yogi „von Frauen fernhalten"; diese sind offensichtlich keine Adressaten der Hatha-Yoga Pradipika.

Im ersten Teil des Textes greift Svatmarama die Glieder des achtgliedrigen Pfades von Patanjali zum Teil auf, so z.B. die *Yamas* (Regeln für den Umgang mit der Umwelt), die *Niyamas* (Regeln im Umgang mit sich selbst) und die *Asanas* (Körperhaltungen). Svatmarama erklärt 15 Asanas, die auch heute noch praktiziert werden, wie etwa der Lotossitz, der Heldensitz, Schildkröte, Bogen, Drehsitz, Vorbeuge u.a. Einige sind äußerst anspruchsvoll wie etwa der „Schlaf des Yogi", bei dem man auf dem Rücken liegend die Beine hinter dem Kopf zusammenfaltet. Zur Zeit von Svatmarama hat sich die Asanapraxis gegenüber Patanjali offenbar schon deutlich differenziert. Dennoch sah er das Hatha-Yoga als Vorstufe zum „*Raja Yoga*" („königliches Yoga"), der Beherrschung des Geistes.

Interessant ist, dass keine Standübungen erwähnt werden. Das hängt sicherlich damit zusammen, dass gemäß den damaligen Anschauungen im Wesentlichen die Energien im Bereich der Wirbelsäule und der inneren Organe angesprochen werden sollten, die Beine also einfach nicht wichtig waren. Dies soll gleich etwas näher erklärt werden. Es gibt auch noch keine dynamischen Übungen, also ineinander fließende Asanas in Bewegung wie in einigen modernen Yogastilen, sondern alles wird statisch praktiziert.

Im diesem ersten Teil wird auch die Ernährung genauer einbezogen: Günstig für Yoga-Praktizierende seien etwa „süße und milde Milchprodukte", ungünstig etwa „sehr Salziges und sehr Saures". Milchprodukte würden den Körper nähren und seien angenehm für den Geist. Auch solle der Praktizierende so essen, dass ein Viertel des Magens leer bleibe, und die Speisen achtsam essen (Ashtangayoga-Info 2023). Insgesamt sei das so praktizierte „maßvolle Essen" das wichtigste *Yama*. Die Gewaltlosigkeit sei das wichtigste *Niyama*.

Im zweiten Teil geht es vor allem um Atemtechniken (*Pranayama*). Diese sollen unter Anleitung des Lehrers geübt werden, wenn der Schüler in den Asanas Stabilität erlangt hat und die Ernährung maßvoll ist. Besonders für wichtig gehalten wird das Anhalten des Atems. Diverse Reinigungsübungen werden beschrieben, wie Nasen- oder verschiedene Darmreinigungen. Hervorragende Wirkungen gegen verschiedene Krankheiten, aber auch „ein schöner Körper" seien die positiven Auswirkungen.

Der dritte Teil beschäftigt sich vor allem mit *Bandhas* (Verschlüssen, d.h. Anspannungen verschiedener Muskelgruppen im Körper zur Energielenkung) und *Mudras* (hier: Körperhaltungen in Verbindung mit bestimmten Atemtechniken; heute wird der Begriff Mudra in der Regel für bestimmte energielenkende Handhaltungen verwendet). Dazu kommen einige Techniken beim Geschlechtsverkehr (dies wird in einigen Ausgaben der Hatha-Yoga Pradipika weggelassen). Etliches davon ist eher verschlüsselt geschrieben oder angedeutet und bedarf fachkundiger Erläuterungen, um es zu verstehen.

Schwerpunkt des vierten Teils ist die Beschreibung des erleuchteten Zustandes (*Samadhi*). Dafür müsse die „Kundalini aufgeweckt" werden, die schlangenähnlich zusammengerollte Energie (*Prana*) bzw. Lebensenergie im Beckenbereich. Wenn dieses *Prana* frei durch den mittleren Energiekanal (*Sushumna*) die Wirbelsäule entlang aufsteigen kann, dann kommen wir zum erleuchteten Zustand (*Samadhi*) und das Ich-Bewusstsein verschmilzt mit dem kosmischen Bewusstsein. Es werden einige Techniken erläutert, mit denen man das erreichen könne, z.B. recht ausführlich das Lauschen auf den inneren Klang im Körper (*Nada*).

Eine große Bedeutung hat in der Hatha-Yoga Pradipika auch die Energielehre, die gegenüber Goraksha ebenfalls weiterentwickelt ist und heute noch ganz ähnlich gelehrt wird. Zentral ist dabei die Vorstellung einer Lebensenergie (*Prana*), die im ganzen Kosmos existiert. Im lebendigen Körper fließt demnach diese Energie in bestimmten Bahnen oder Kanälen, den *Nadis*. (Ein ganz ähnliches Konzept wird auch in der traditionellen chinesischen Medizin verwendet und in der Akupunktur praktisch eingesetzt.) In und um den physischen Körper herum werden verschiedene Schichten oder Hüllen unterschiedlicher Energiedichte, die *Koshas*, angenommen. Die *Nadis* verdichten sich nach dieser Lehre in bestimmen Körperbereichen zu Knotenpunkten oder Energiezentren, den *Chakren* (im Englischen und manchmal im Deutschen wird auch *Chakras* als Plural verwendet).

Manches davon mutet mittlerweile fremdartig an und die Schwerpunkte in der aktuellen Yogapraxis haben sich verschoben. So ist etwa die Chakrenlehre in manchen Yogakreisen heute ungemein populär. Die Aufladung mit psychologischen und teilweise esoterischen Bedeutungen ist allerdings eine „moderne" Entwicklung des letzten Jahrhunderts, die bei Svatmarama nicht existiert.

Glücklicherweise sind heute, anders als früher, Geschlecht, Bildung und Schichtzugehörigkeit im Yoga keine Ausschlusskriterien mehr – im Gegenteil, die heutigen Yogakurse werden in der Mehrzahl von Frauen besucht (zu einigen geschichtlichen Hintergründen dieser Entwicklung siehe Sivadasananda 2010). Dennoch hat die Hatha-Yoga Pradipika (auf der Grundlage der noch älteren Schriften) die Basis für das heutige Yoga gelegt.

Svatmaramas Hatha-Yoga Pradipika im Überblick
Diese grundlegenden Schriften aus dem 14. Jahrhundert sind, aufbauend auf Patanjalis Achtgliedrigem Pfad, eine systematische Zusammenfassung des stärker körperbezogenen Hatha-Yoga, das sich in den Jahrhunderten zuvor entwickelt hatte. Die wichtigsten Inhalte:

- Konkrete Beschreibung verschiedener Asanas und Pranayamaübungen,
- Regeln zu einer hilfreichen Ernährung,
- Hinweise zu verschiedenen Reinigungstechniken sowie
- Beschreibung einer ausdifferenzierten, bis heute verwendeten Energielehre.

1.2 Der Weg des Yoga in den Westen

Der Weg des Yoga in den Westen ist nicht einseitig und linear. Man muss stattdessen von einer bilateralen Beeinflussung der westlichen und der östlichen Kultur sprechen, um zu verstehen, wie es gelingen konnte, den Yoga hier im Westen so populär zu machen. Sowohl das durch die Kolonialisierung beeinflusste Indien als auch der Westen hatten ein großes Interesse daran, die jeweils andere Denk- und Lebensweise zu verstehen und sich Teile davon zunutze zu machen. Wegbereiter für die Neugier auf und die Aufmerksamkeit für Indien und damit auch für den Yoga gab es bereits im 18. und 19. Jahrhundert. Damals wandte sich Europa in philosophisch gebildeten Kreisen in Richtung des geheimnisvollen und vom Westen noch wenig entdeckten Osten und zeigte ein gesteigertes Interesse an indischer Mythologie und Kultur. Berühmte PhilosophInnen und WissenschaftlerInnen beschäftigten sich nun mit dem Thema Yoga. Die *Bhagavad Gita* (vermutlich entstanden zwischen dem 5. und 2. Jahrhundert vor Christus), eine der wichtigen Schriften des Hinduismus, die verschiedene Denkschulen des damaligen Indiens zusammenführt, wurde 1803 erstmals durch den griechischen Indologen *Dimitros Galanos* in die griechische Sprache übersetzt und 20 Jahre später von *August Wilhelm Schlegel* in die lateinische Sprache übertragen. Gleichzeitig gab es in Indien Bestrebungen, den Yoga von seiner sehr asketischen, „verrückten", Heiligen (*Sadhgurus*) vorbehaltenen und auch von der Mehrheit der Inder belächelten Ausrichtung zu befreien und ihm eine eher körperorientierte Richtung zu geben.

Die Geschichte des Yoga hier im Westen wird sehr häufig vor allem mit einem bekannten Namen in Zusammenhang gebracht: *Swami Vivekananda*

(1963 – 1902), ein großer Yogi und Gelehrter. Er hielt auf dem Weltparlament der Religionen in Chicago im Jahre 1893 als erster Hindu seine bewegende und die ZuhörerInnen begeisternde Rede über Yoga und *Vedanta* (frühindische Textüberlieferung), in der er Yoga nicht als Religion, sondern als Geisteswissenschaft beschrieb. Auch wenn die Wurzeln des Yoga im Hinduismus gründen, versteht der Yoga sich selbst als Erfahrungsweg zur Befreiung des Geistes und damit als Befreiung vom Leiden, er versteht sich nicht als Glaubensrichtung. Die Reaktionen auf diese Rede waren überwältigend und Vivekananda wurde eingeladen, seine Lehre in den Vereinigten Staaten zu verbreiten. So bereiste er den ganzen Kontinent und hielt Vorträge auf verschiedenen Kongressen und in unterschiedlichen Institutionen. Als Folge gründeten sich die ersten Zentren, in denen Yoga praktiziert werden konnte. Diese Form des Yoga, in der der Geist im Vordergrund stand, hat mit der heutigen uns bekannten körperorientierten Form wenig gemein (BDY 2003, Fuchs 2001, Yogaeasy 2023).

Im Zuge der stärkeren Betonung des Körpers im Yoga generell gewannen Körperhaltungen (*Asanas*) und Atemübungen (*Pranayama*) eine größere Bedeutung, waren sie doch im frühen Hatha-Yoga eher Hilfsmittel neben den unterschiedlichsten Meditations- und Reinigungstechniken. Viele neue Asanas im Stehen (auch mit gegrätschten Beinen) wurden entwickelt, während sogenannte vormoderne Haltungen, die hauptsächlich im Knien oder Sitzen ausgeführt wurden, wegfielen. Verschlüsse (*Bandhas*) und Handstellungen (*Mudras*) hingegen wurden mehr und mehr als „Zusatz" vernachlässigt oder fanden keinen Einsatz mehr. Die Ziele der Asanapraxis wurden vorrangig physiologisch gefasst: Dehnung, Beweglichkeit, Kräftigung, Durchblutung und Massage innerer Organe (Dworschak 2017).

In den 1920ern kam mit *Paramahansa Yogananda* (1893 – 1952) ein weiterer wichtiger Gelehrter aus Indien in den Westen, um den Menschen das Verständnis von Yoga näher zu bringen und sie zu regelmäßigen Praxis anzuleiten. Auch er gründete verschiedene *Ashrams* in Amerika (eine unseren Klöstern ähnliche spirituelle Lebensgemeinschaft oder ein Meditationszentrum) sowie die „*Self-Realisation Fellowship*" (eine mittlerweile weltweit operierende spirituelle Organisation).

Für die breite Popularität des Yoga im Westen ist jedoch vor allem *Swami Vishnudevananda* (1927 – 1993)verantwortlich. Er ging 1957 ebenfalls von Indien nach Amerika und entwickelte dort ein breites Netz von Yoga-Zentren mit Yoga-Kursen, die allen Interessierten zugänglich waren. Sein Lehrer war *Swami Sivananda Saraswati* (1887 – 1963), der den Gedanken der „Einheit aller Religionen" verfolgte. Dieser ist bis heute mit unzähligen Zentren in Amerika und Europa vertreten (in Deutschland wird seine Lehre z. B. im *Yoga Vidya e. V.* verbreitet).

Ein weiterer wichtiger indischer Gelehrter, der oft als Begründer des modernen Yoga bezeichnet wird, wie wir es hier kennen, war *Tirumalai Krishnamacharya* (1888–1989). Er war auch *Ayurveda*-Lehrer (Ayurveda ist eine traditionelle indische Gesundheitslehre, die auch wissenschaftlich gelehrt wird und in breiten Teilen der indischen Bevölkerung Akzeptanz findet). Er lebte und lehrte im Süden Indiens in Madras, dem heutigen Chennai. Er erkannte sehr schnell, dass Yoga, soll es von optimalem Nutzen für die Praktizierenden sein, nur sehr individuell gelehrt werden kann, angepasst an die körperlichen Bedürfnisse der jeweiligen SchülerIn. Er ging deshalb mehr und mehr dazu über, nur noch einzeln zu unterrichten. So kam es, dass sein Yoga später überwiegend therapeutisch eingesetzt wurde und er in Indien vor allem als Heiler bekannt wurde. Seine wichtigsten SchülerInnen waren sein Sohn *T.G. Venkata Desikachar* (1938–2016) sowie *Indra Devi* (1900–2002), *Bellur K. Sundararaja Iyengar* (1918–2014), *K. Pattabhi Jois* (1915–2009) und *A. Ganesha Mohan* (1945). Alle diese SchülerInnen entwickelten ihren eigenen Yogastil und gaben ihn weiter. Insbesondere Iyengar, der die Körperübungen (Asanas) des Yoga erstmals systematisierte und immer weiterentwickelte, zählt heute zu den einflussreichsten indischen Yogalehrern weltweit. Seine sehr klaren und genauen Anweisungen für die körperliche Praxis stellten eine Antwort auf die freie und individuelle Herangehensweise seines Lehrers Krishnamacharya dar. K. Pattabhi Jois ist bekannt geworden durch sein *Ashtanga-Yoga*, dessen Begrifflichkeit „ashtanga“ (Yoga der acht Stufen: Ashta heißt acht, Anga heißt Teile) er von Patanjali entlehnte (der die acht Glieder des Yoga in seinen Sutren beschreibt) (Dworschak 2017).

In Deutschland wurde der Yoga bereits 1897 durch Dr. *Franz Hartmann* (1838–1912), einem Theosophen und Arzt, bekannt, der den deutschen Ableger der 1875 von *Helena P. Blavatsky* (1831–1891) in New York gegründeten theosophischen Gesellschaft ins Leben rief und darüber Yogaübungen, Meditationen und die Idee des Vegetarismus verbreitete. Das erste Yogazentrum wurde von *Boris Sacharow* (1899–1959), einem Schüler des indischen Lehrers Sivananda, 1921 in Berlin gegründet. Ihm ist es zu verdanken, dass der Yoga in Deutschland nicht mehr nur als „exotische“ und okkulte Neugeistbewegung, sondern als Gesundheitsbewegung angesehen wurde, die energetisiert und den Geist erfrischt. Aber vor allem in den 1960ern erlebte der Yoga weltweit einen regelrechten Boom, ausgelöst u.a. durch die kanadische Yogalehrerin *Kareen Zebroff* (*1941), die Yoga in einer eigenen kleinen Fernsehsendung zunächst im kanadischen Fernsehen, später auch im ZDF unterrichtete.

In dieser Zeit gründeten sich der Berufsverband der Yogalehrenden in Deutschland e.V. (BDY) und die deutsche Yogagesellschaft (DYG e.V.), die noch heute (neben anderen, später gegründeten Verbänden) Richtlinien für die YogalehrerInnen-Ausbildung in Deutschland aufstellen und fortlaufend an die neuesten Forschungsergebnisse anpassen. Nachdem die positiven Auswirkungen von Yoga auf die Gesundheit nachgewiesen werden konnten (Kapitel 2.1), wurde Yoga als Präventionsmaßnahme zur Gesundheitsförderung durch die Krankenkassen anerkannt. Dies führte zu einem weiteren Bekanntwerden und einer wachsenden Akzeptanz in der Bevölkerung.

Seitdem haben sich diverse neue Yogastile entwickelt (z. B. *Power-Yoga*, *Flow-Yoga*, *Vinyasa*), die alle ein Ziel gemeinsam haben: Befreiung vom Leiden durch geistige und körperliche Kontrolle. Mittlerweile werden häufig Yogakurse angeboten, bei denen die körperliche Fitness und mentale Entspannung im Mittelpunkt stehen und die ursprünglichen Gedanken bzw. die Philosophie des Yoga kaum zum Tragen kommen.

2 Wirkungen von Yoga auf physiologische und psychische Faktoren

2.1 Studienlage

Durch das stark gestiegene Interesse an Yoga weltweit gibt es mittlerweile eine beträchtliche Anzahl von internationalen und auch deutschsprachigen Studien zur Wirkweise von Yoga auf die physische und psychische Gesundheit des Menschen. Sie unterscheiden sich sowohl in der Auswahl der TeilnehmerInnen, des Settings, des Yogastils, der untersuchten Parameter und der Genauigkeit der Erhebungen. Wir geben hier nur eine kleine Auswahl wieder, die uns für unsere Arbeit als PsychotherapeutInnen interessant und wissenschaftlich überzeugend erschien, ohne jeden Anspruch auf Vollständigkeit.

Die Untersuchungen über die Wirkungen des Yoga auf die Gesundheit reichen hier im Westen bis in die 1960er Jahre zurück. Eine der ersten Zusammenfassungen der Forschungsergebnisse verschiedenster Studien zu den physiologischen Wirkungen der Körperhaltungen (*Asanas*) und Atemtechniken (*Pranayamas*) des Hatha-Yoga stammt von Dietrich Ebert (1986). Auch wenn die damaligen Ergebnisse aus heutiger Sicht sicherlich kritisch zu betrachten sind, da die Studien nur bedingt vergleichbar sind (aufgrund der Heterogenität der untersuchten ProbandInnen, der unterschiedlichen Yogastile und der z. T. sehr kleinen Stichproben), ließen sich einige immer wiederkehrende Wirkungen des Yoga durch die klassischen Körper- und Atemübungen bei regelmäßiger Übungspraxis erkennen: die Zunahme des Atemvolumens und der Sauerstoffaufnahme, die Regulierung des Blutdrucks und der Herzfrequenz (Ebert 1986).

In den 1990er Jahren gab es eine der größten deutschsprachigen Studien über die Wirksamkeit von Yoga auf physiologischer Ebene, durchgeführt von Dr. Martina Bley in Kooperation mit der Universität Berlin, der Barmer Ersatzkasse (BEK) und dem Gesundheitszentrum der Betriebskrankenkasse Berlin (BKK). Diese Studie lief über 18 Monate mit 253 ProbandInnen. Sie erregte damals sehr großes Aufsehen in den Medien, da sie erstmals wissenschaftlich repräsentativ belegte, dass sich sowohl Rückenbeschwerden als auch Hypertonie, Schlafstörungen und Spannungskopfschmerz / Migräne eindeutig durch Yoga verbessern lassen (Bley 1994, Kühn 1996). Diese Studie führte letztlich dazu, dass Yoga als Präventionsmaßnahme zur Stressreduktion von den Krankenkassen anerkannt wurde und seitdem Yogakurse zertifizierter Yogalehrer bezuschusst werden.

Eine andere internationale Studie fand ebenfalls große Beachtung: die Untersuchung der Wirksamkeit von Atemübungen bei Herzinsuffizienz (Bernardi et al. 1998), unter anderem durchgeführt von Dr. Axel W. Frey am Herzzentrum Bad Krozingen. Dabei zeigte sich bei kontrollierter Atmung während der Pranayamaübungen ein signifikanter Anstieg der arteriellen Sauerstoffsättigung und der Belüftung der Lungenbläschen. Auch die *subjektive* Empfindung von Atemnot und die Ermüdbarkeit konnte bereits nach vier Wochen Training deutlich reduziert werden.

Seit etwa 2002 hat die internationale Forschung zum Thema Yoga nochmals stark zugenommen. In den letzten Jahren wurden jeweils weit über 100 Forschungsarbeiten pro Jahr durchgeführt, meist in den USA. Mehrere Metaanalysen von Studien weisen überzeugende Wirkungen in folgenden Bereichen nach: bei chronischen Rückenerkrankungen, bei leichten Depressionen und Angststörungen, bei Bluthochdruck und allgemeinen Stressreaktionen.

Letzteres ist in interessanten Studien von Streeter et al. (2010) belegt, etwa im Anstieg von Gamma-Amino-Buttersäure (GABA) direkt nach den Yogastunden. GABA ist der wichtigste inhibitorische Neurotransmitter des zentralen Nervensystems und wirkt angstlösend, relaxierend, schlaffördernd, schmerzstillend und blutdruckstabilisierend. Menschen mit Depressionen und Ängsten weisen niedrigere GABA-Werte auf. In mehreren dieser Pilotstudien (Med. Universität Massachusetts, Boston) konnten erhöhte GABA-Ausschüttungen im Thalamus nach 60-minütiger Yogapraxis (also Körperübungen bzw. Asanas und Atemübungen bzw. Pranayama) nachgewiesen werden (Streeter et al. 2010).

Yoga kann sich ebenfalls auf die Genexpression (d.h. wie die genetische Information eines Gens in Erscheinung tritt) auswirken, insbesondere bezogen auf die Zellen des Immunsystems. In einer Studie an der Universität Oslo (Qu et al. 2013) wurden bereits nach einem einwöchigen Yogaretreat positive Veränderungen an 111 Genen festgestellt, die das Immunsystem betreffen, im Vergleich zu nur 38 Genen der Kontrollgruppe, die lediglich alltägliche Entspannungen wie Spazierengehen und Musikhören erlebten. Auch fanden die AutorInnen heraus, dass sich Yoga bereits direkt nach den zweistündigen Übungseinheiten positiv auf zellulärer Ebene auswirkte.

Ebenso konnte in einer anderen Studie (Pomykala et al. 2012) eine Reduzierung der Entzündungsmarker im Blut nachgewiesen werden. Schon durch eine kurze, regelmäßige Yogapraxis von etwa 12 Minuten am Tag reduzierten sich bei den ProbandInnen (pflegende Angehörige von Alzheimer PatientInnen) die durch Stress erhöhten Entzündungswerte des Immunsystems signifikant. Dauerhaft erhöhte Entzündungsmarker in den Immunzellen können zu einer Vielzahl von psychischen und physischen Problemen führen.

Studien zum Thema Wirksamkeit der Yogapraktiken aus neurowissenschaftlicher Sicht wurden an der Universität Gießen von Dr. Ulrich Ott (2010) mittels Magnetresonanztomographie (MRT) durchgeführt. Die weiße Hirnmasse der ProbandInnen (StudentInnen) vergrößerte sich durch eine regelmäßige Yogapraxis (mindestens 30 min pro Tag über einen Zeitraum von 20 Wochen), was auf eine verstärkte Synapsenbildung zurückzuführen war.

Cramer et al. (2013) und Gong et al. (2015) fanden in weiteren Einzel- und Metastudien zu Depression und Yoga heraus, dass regelmäßige Yogapraxis sich signifikant auf die Milderung von depressiven Symptomen auswirkte, insbesondere, wenn es meditationsbasiert angewendet wurde.

Für die Arbeit von PsychotherapeutInnen im deutschsprachigen Raum besonders interessant ist eine vor einigen Jahren durchgeführte große Metaanalyse an der Universität Jena über 25 Studien, in der die Wirkung von regelmäßiger Yogapraxis bei psychosomatischen und psychischen Störungen untersucht wurde. Die Autoren Klatte et al. (2016) kamen dabei zu folgenden Ergebnissen: Eine Verringerung von Cortisol sowie eine Erhöhung der Melatonin- und Serotoninspiegel nach regelmäßiger Yogapraxis konnten ebenso empirisch belegt werden wie eine Reduktion proinflammatorischer Zytokine (d. h. entzündungsfördernde Eiweiße des Körpers). Des Weiteren zeigte sich ein erhöhtes Ausmaß an Zufriedenheit und Selbstbewusstsein sowie verbesserte Selbstkontrolle in Zusammenhang mit geringer wahrgenommenem Stress und einem höherem Wohlbefinden. Die Wirksamkeit einer Kombination von Yoga mit einer psychotherapeutischen Behandlung, z. B. einer kognitiv-behavioralen Therapie, ging weit über die Einzeleffekte der Interventionen hinaus. Körperorientiertes Yoga kann also als komplementärer Interventionsansatz bei der Behandlung psychischer Störungen in Betracht gezogen werden. Yoga kann störungsspezifische Symptome reduzieren und darüber hinaus das allgemeine Wohlbefinden steigern sowie die Funktionsfähigkeit und die Lebensqualität verbessern. Als Kernaussage dieser Studie lässt sich festhalten: Es gibt Hinweise darauf, dass die Wirksamkeit von Yoga durch die Schwere der Störung beeinflusst wird, wobei KlientInnen mit stärkerer Symptomausprägung weniger von Yoga profitieren.

Eine weitere neuere Metaanalyse von 13 Studien (Brinsley et al. 2021) belegte den Effekt von Yoga auf depressive Symptome psychisch erkrankter Menschen, die unter Depression, Posttraumatischer Belastungsstörung, Ängsten, Bipolarer Störung, Alkoholabhängigkeit oder Schizophrenie litten. In allen Krankheitsgruppen konnte ein eindeutig positiver Effekt von regelmäßiger

Yogapraxis auf die depressive Symptomatik der verschiedenen Störungen festgestellt werden, verglichen mit der Kontrollgruppe (die der Warteliste entspricht) und Behandlung „wie üblich“. Dieser Effekt zeigte sich umso stärker, je häufiger Yoga in der Woche geübt wurde.

Yoga kann ebenso als erfolgsversprechend in der Behandlung von krebskranken PatientInnen angesehen werden: Gonzalez et al. (2021) untersuchten in einer Metaanalyse den Effekt von Yoga auf KrebspatientInnen mit depressiven Symptomen (26 Studien) bzw. Ängsten (16 Studien). In beiden Gruppen führten die yoga-basierten Interventionen zu einer deutlichen Reduktion der jeweiligen Symptomatik. Einschränkend muss hier jedoch angemerkt werden, dass die Ergebnisse aufgrund statistischer Schwächen vorsichtig interpretiert werden müssen.

Borden und Cook-Cottone (2020) veröffentlichten eine Metaanalyse zur Wirkung von Yoga auf Essstörungen. Sie untersuchten dazu 43 Studien mit insgesamt 754 TeilnehmerInnen: Es zeigte sich ein kleiner, aber signifikanter Effekt bei Essstörungen allgemein, ein moderater bis großer Effekt bei Binge Eating und Bulimie sowie ein kleiner Effekt bei der Wahrnehmung des eigenen Körperbildes. Yoga kann also auch als vielversprechender Ansatz für die Prävention und Behandlung von Essstörungen angesehen werden.

Auch bei Schlafstörungen und Schlaflosigkeit hat sich Yoga als effektive Maßnahme herausgestellt. So untersuchten Wang et al. (2020) die Wirkung von Yoga auf Schlafstörungen bei Frauen in einer Metaanalyse von 19 Studien mit 1832 Teilnehmerinnen. Hier stellten sich in 16 der Studien positive Effekte auf die Schlafqualität der Probandinnen heraus. Dabei war die Größe des Effekts auf die Schlafqualität abhängig davon, ob noch andere Erkrankungen (Brustkrebs, prä- oder postmenstruelle Probleme) vorlagen und wie häufig und wie lange Yoga geübt worden war.

All diese Studien legen nahe, dass es sehr lohnend ist, Yoga mit seiner großen Bandbreite an Interventionen – Körperübungen (Asanas), Atemübungen (Pranayama), Meditationen, Visualisierungen, Affirmationen – in die Psychotherapie einzubinden. Im Kapitel 3 und Kapitel 4 werden wir anhand von konkreten Beispielen aufzeigen, wie dies gelingen kann.

2.2 Yoga und Verhaltenstherapie

Auch wenn der Yoga schon sehr alt ist, gibt es doch erstaunliche Parallelen zu den modernen Therapiekonzepten, vor allem der Verhaltenstherapie (VT). Es ist fast so, als ob die moderne Psychotherapie einiges aus dem Yoga „wiederentdeckt“ hat. Dies ist auch einer der Gründe, warum Yoga so gut in Psychotherapieprozesse integriert werden kann. Die wichtigsten dieser Parallelen, aber auch die Unterschiedlichkeiten, wollen wir in diesem Kapitel aufzeigen.

Sowohl im Yoga als auch in der VT geht man davon aus, dass all unsere Gefühle und Verhaltensweisen (darin enthalten sind auch alle Kognitionen) erlernt sind. Aufgrund der aus den Verhaltensweisen und Gefühlen erwachsenden positiven oder negativen Konsequenzen entstehen nach und nach unsere Verhaltensmuster. Im Yoga nennt man das *Samskara*, in der VT *Konditionierung*. Die Vergangenheit spielt eine Rolle, denn der Auslöser der Konditionierung muss identifiziert werden, damit das nicht erwünschte oder als Leid erlebte Verhalten in der Gegenwart verändert werden kann. In der VT nennt sich das Trennung von Stimulus und Verhalten, im Yoga Auflösung der Verstrickung. Während es im Yoga darum geht, Konditionierungen (Verstrickungen) letztlich ganz aufzulösen, ist das Ziel in der Verhaltenstherapie, negative durch positive Konditionierungen zu ersetzen. Dies ist im Yoga nur als Zwischenschritt zu sehen auf dem Weg zur gänzlichen Loslösung von allen Bewertungen.

Beiden Systemen ist gemeinsam, dass sie *handlungs- und lösungsorientiert* sind. *Neue* Verhaltensweisen werden sowohl in der Verhaltenstherapie als auch im Yoga durch kontinuierliches Üben im Alltag erlernt. Dieses beharrliche Üben (*Abhyasa*) wird im Yoga durch den Gleichmut (*Vairagya*), also durch Abstand und Gelassenheit ergänzt. Beides sind tragende Säulen auf dem Weg des Yoga (Sriram 2006). In der Psychotherapie ist diese Gelassenheit, diese Distanz seitens der KlientIn und natürlich auch seitens der TherapeutIn ebenso wichtig.

Eine weitere Gemeinsamkeit beider Systeme ist das grundsätzlich positive Menschenbild. Patanjali geht von einem Vertrauen (*Shradda*) in sich selbst und die eigenen Fähigkeiten aus, das Menschen ganz grundsätzlich in sich tragen (Sriram 2006). Vor allem in der humanistisch orientierten Psychotherapie, aber auch in den neueren Entwicklungen der Verhaltenstherapie (sogenannte „Dritte Welle“) finden wir diese ressourcenorientierte Vorstellung wieder: Jeder Mensch verfügt grundsätzlich selbst über genügend Ressourcen, um seine Probleme zu lösen.

Der Begriff Achtsamkeit findet sich bei Patanjali zwar nicht explizit, ist aber implizit als etwas Selbstverständliches in der Lehre enthalten. Ohne Achtsamkeit ist letztlich keines der acht Glieder seines Pfades denkbar. Auch die heutigen konkreten Übungen (Asanas, Pranayama, Meditation) sind ohne Achtsamkeit nicht korrekt auszuführen. In der neueren Verhaltenstherapie ist Achtsamkeit einer der wichtigsten Anker, um den Geist zu beruhigen, dysfunktionale Kognitionen zu identifizieren und gegebenenfalls entsprechend zu verändern.

Ein weiterer gemeinsamer Aspekt von Yoga und Verhaltenstherapie ist der der Akzeptanz. Er findet sich insbesondere in der Akzeptanz- und Commitment-Therapie (ACT) und der Dialektisch-Behaviorale Therapie (DBT) (Heidenreich/Michalak 2013). So ist die Akzeptanz dessen, was gerade ist, also auch die Akzeptanz der Unvermeidbarkeit des menschlichen Leidens, ein gemeinsamer Bestandteil beider Systeme. Das ist auch das Neue in den oben genannten neueren Entwicklungen der Verhaltenstherapie. Beide Systeme versuchen durch ihre Methoden zwar, das Leiden für den Menschen erträglicher zu machen, sehen aber das wirksamste Instrument dazu darin, die Einsicht zu erlangen, dass Leiden nur begrenzt verändert werden kann (Heidenreich/Michalak, 2013, 20f).

Im Yoga wie auch in der Psychotherapie geht es um die Reduktion des persönlichen Leidens. Dieses entsteht häufig nicht durch die Situationen an sich, sondern durch deren Bewertungen. Verfestigte und verallgemeinernde Bewertungen über die Welt und sich selbst werden in beiden Systemen „Glaubenssätze“ genannt, in der Verhaltenstherapie auch *dysfunktionale Kognitionen*, im Yoga *Samskara*, genannt. (Allerdings bezeichnet Samskara alle konditionierten Verhaltensmuster, nicht nur dysfunktionale Kognitionen. Diese Konditionierungen werden generell als Beschränkung angesehen werden, von denen es sich durch die Übungen zu befreien gilt.) Die Aufgabe besteht zunächst folglich darin, sich beides bewusst zu machen und sich davon innerlich zu distanzieren.

Im Yoga geschieht dies durch die achtsame Ausführung von Körperübungen und Meditation (Beobachten von aufsteigenden Widerständen, starken negativen oder positiven Gefühlen, Gedanken, Bewertungen), im optimalen Fall begleitet durch den oder die YogalehrerIn. Auch positive Affirmationen (*Sankalpas*) und imaginative Meditationstechniken werden in Kombination mit bestimmten Asanas genutzt (Kapitel 3, Kapitel 4).

In der VT bearbeiten wir diese Glaubenssätze durch kognitive Umstrukturierung, d. h. wir verändern negative Glaubenssätze zunächst in neutrale, später in positive Aussagen, die systematisch eingeübt werden (Affirmationen oder Verstärkungssätze), z. B. durch Zwei-Spalten-Technik, sokratischen Dialog, Gedankenstopp, Imaginationen/Visualisierungsübungen. Ein Beispiel: Eine Frau glaubt von sich, hässlich und unattraktiv zu sein. Über den Zwischenschritt „Ich bin in Ordnung“ kann diese dysfunktionale Kognition allmählich in die Affirmation „Ich bin eine attraktive Frau“ übergeleitet werden.

Die Yogaphilosophie hat ein viel weitreichenderes Ziel: die Wahrnehmung der Welt, so wie sie ist, ohne die „Verblendung der Verstrickungen“. Dazu gehört nach Patanjali vor allem die Überwindung der fünf Hindernisse (*Kleshas = Schmerz/Leiden*) auf dem Weg zum wahren Selbst und zur Befreiung vom Leiden.

1. **Nichtwissen (Avidya):** Unsere durch unsere Erfahrungen getrübte Wahrnehmung und die Interpretation des Wahrgenommenen lässt uns die Welt nicht so erkennen, wie sie wirklich ist. Diese Täuschung ist uns in der Regel jedoch nicht bewusst und führt zu Leiden. Diese erste Klesha bildet die Grundlage für die anderen vier Hindernisse.
2. **Ich-Bezogenheit (Asmita):** Nicht nur unsere Wahrnehmung auf die Welt ist getrübt, sondern auch die Wahrnehmung von uns selbst. Alles, was wir wahrnehmen, beziehen wir auf uns und sehen uns somit als den Mittelpunkt der Welt.
3. **Haben-Wollen (Raga):** Unser Wunsch nach Befriedigung unserer Bedürfnisse und nach angenehmen Erfahrungen führt dazu, das Angenehme festzuhalten und immer wieder haben zu wollen. Im ungünstigsten Fall entstehen daraus Gier und Suchtverhalten. In der VT werden dagegen Belohnungen gerade als Mittel zur Verhaltensänderung eingesetzt.
4. **Nicht-Haben-Wollen (Dvesha):** Es fällt uns oft schwer, die Gegenwart so anzunehmen, wie sie ist. Dies kann zu Ablehnung von uns selbst, anderen Menschen und unserer Umwelt führen. Missachtung, Hass und Kriege sind die schlimmsten Folgen von *Dvesha*.
5. **Angst und Furcht (Abhinivesha):** Hier ist die Angst vor dem Unbekannten, letztlich die Angst vor dem Tod gemeint. Diese universelle Angst, die sich in vielen Facetten ausdrücken kann, ist nach Patanjali am schwierigsten zu überwinden.

In unserer psychotherapeutischen Praxis begegnen wir diesen Themen in vielen Therapiestunden.

Auch wenn die Sicht des Yoga auf den Menschen und sein Leiden viel grundsätzlicher und weiterführender ist als in der Psychotherapie, gehen beide in ihrem Bestreben, den Menschen bei ihren Problemen zu helfen, doch sehr ähnlich vor. Eine Integration von Yogaübungen in die psychotherapeutische Arbeit ist deshalb problemlos möglich, wenn einige Aspekte beachtet werden.

Zum Schluss noch ein wichtiger Unterschied zwischen Psychotherapie und Yoga: Ausgangspunkt in der Psychotherapie ist die „Störung“, z. B. im Denken, Verhalten oder Gefühlsleben. Ziel ist es, diese Störung zu beseitigen und damit das Leiden zu vermindern. Die Yogaphilosophie geht dagegen vom gesunden, „normalen“ Menschen aus, sieht diesen aber als eingeschränkt, verzerrt in seiner Wahrnehmung und seinem Denken. Das Ziel ist hier, zu einer völlig ungetrübten Wahrnehmung der Welt zu kommen. Die Mittel, die Yoga dafür zur Verfügung stellt (insbesondere Asanas, Pranayama und Meditation) können auch in der Psychotherapie wirkungsvoll eingesetzt werden.

2.3 Möglichkeiten und Grenzen für den Einsatz von Yoga in der Psychotherapie

Zunächst möchten wir an dieser Stelle darauf hinweisen, dass es sich beim Yoga nicht um ein zugelassenes psychotherapeutisches Verfahren handelt, sondern dass er bislang lediglich als Präventionsmaßnahme zur Stressreduktion und Entspannung anerkannt ist. Der Einsatz von Techniken aus dem Yoga in der Psychotherapie kann deshalb nur als supportive Ergänzung erfolgen. Aus der Studienlage (Kapitel 2.1) wird jedoch ersichtlich, dass Yoga weit mehr bewirkt als „Stress zu reduzieren". Die Kombination von Yoga und Psychotherapie bei unterschiedlichen Störungsbildern ist wirksamer als Psychotherapie allein. Vor allem da, wo es zwischen beiden Konzepten Überschneidungen gibt, können den KlientInnen durch das Erlernen von Asanas, Pranayama und Meditationstechniken weitere Werkzeuge zur Verfügung gestellt werden, um den besseren Umgang mit psychischer Problemen und Verhaltensänderungen (auf kognitiver, emotionaler und auf Handlungsebene) zu erreichen. Durch den Einbezug des Körpers während der Ausführung von Asanas und Atemübungen kann Vorhandenes und neu Erlerntes unmittelbar erfahrbar gemacht und so besser integriert werden (Kapitel 3, Kapitel 4). So kann es bereits durch eine einzelne Übung zu einer Erfahrung von Selbstwirksamkeit und Selbstkontrolle kommen, woraufhin das Selbstbewusstsein gestärkt wird. Auch das Erleben von Entspannung oder umgekehrt Aktivierung kann auf diese Weise oft sehr schnell zugänglich gemacht werden. Durch wiederholtes Üben können diese Effekte noch verstärkt werden.

Da der Yoga, wie schon erwähnt, sich nicht in erster Linie mit psychischen Störungen auseinandersetzt, bedarf es darüber hinaus auch weiterhin bekannter Techniken aus der Psychotherapie, um die verschiedenen Störungsbilder behandeln zu können. Yogaübungen allein sind hier wahrscheinlich unzureichend.

Die Philosophie des Yoga ist jedoch mit ihren Ideen zur Entstehung menschlichen Leidens und dessen Beseitigung sehr hilfreich und sollte mit in die psychotherapeutische Arbeit einfließen (Kapitel 1).

Teil II
Praktische Anwendungen

3 Integration von Yoga in Therapieprozesse

„Gleichgültig, ob man jung, im mittleren oder fortgeschrittenen Alter ist, sogar, wenn man krank oder schwach ist – jeder kann mit der Praxis (des Yoga) beginnen." (Hatha-Yoga Pradipika I, 64 aus: „Das große Yogabuch", Trökes 2000)

3.1 Voraussetzungen und Kontraindikationen

Um Yoga-Elemente sinnvoll und hilfreich in der psychotherapeutischen Praxis einsetzen zu können, sollten einige **Voraussetzungen aufseiten der TherapeutIn und der KlientIn** erfüllt sein. Auf TherapeutInnenseite ist die Mindestvoraussetzung ist eine eigene Yogaübungspraxis mit Sicherheit in der Ausführung und Anleitung der Übungen (Asanas, Pranayama, Meditation). Zur weiteren Vertiefung weisen wir auf die im Anhang genannte Ausbildung zur „AnwenderIn Yoga" der DG-E (Deutsche Gesellschaft für Entspannung) hin. Auf KlientInnenseite sollte die Offenheit und Bereitschaft, Yoga auszuprobieren, auf jeden Fall vorhanden sein. Notwendig ist zudem die körperliche und geistige Fähigkeit, die Übungen ausführen zu können.

Eine wichtige Voraussetzung zumindest beim Durchführen von Asanas ist das **Abklären der medizinischen Voraussetzungen** mit der KlientIn. Bei körperlichen Einschränkungen und Beschwerden (Kapitel 2.3, Kapitel 3.1) sollte eine Rücksprache der KlientIn, eventuell auch der TherapeutIn mit dem Arzt/der Ärztin erfolgen, wenn Unsicherheiten bestehen. Abhängig von der eigenen Erfahrung der TherapeutIn sollten im Zweifelsfall körperlich unproblematische Übungen oder Pranayama-/Meditationsübungen durchgeführt werden.

Von einer **Asanapraxis** ist **abzuraten** bei schweren Infekten, nach frischen Operationen und bei akuten Beschwerden des Bewegungsapparates. Sexuell traumatisierte Klientinnen werden durch Asanas, die mit einer Hüftöffnung oder Beinspreizung einhergehen, möglicherweise retraumatisiert. Hier bedarf

Beispiel: Stabilisierung – Baum

Therapeut: Th. Richter

Fr. T., 52 Jahre, **Traumatisierung bei sexuellem Missbrauch**, möchte für die Aufarbeitung dieser Ereignisse „stabiler werden" und äußert Interesse, Yoga zu den therapeutischen Interventionen hinzuzunehmen. Sie hat Yoga „früher einmal ausprobiert", aber keine größeren Vorerfahrung, ist jedoch recht sportlich und ich weiß von ihr, dass sie eine gute Imaginationsfähigkeit besitzt.

Ich: „Sollen wir einfach mal starten?" Sie: „Ja, gerne!" Wir beginnen mit dem „Baum" (Abb. 5, Abb. 6) und sie spricht sofort darauf an. Sie sagt von sich aus: „Ich stelle mir jetzt vor, wie ich Wurzeln in den Boden schlage", und nimmt dann den von mir vorgeschlagenen Satz dazu: „Ich bin fest verwurzelt." Auf meine Nachfrage, was sie beim Wechsel zum anderen Bein macht, grinst sie mich an und sagt: „Na, das ist doch kein Problem, die Wurzeln wieder einzuziehen!"

In einer späteren Stunde besprechen wir diese Übung erneut: „Es wird immer besser, ich werde immer stabiler, das hilft mir sehr."

Beispiel: Selbstbewusstsein – Berghaltung

Therapeutin: A. Cuno

Frau M., 19 Jahre, mittlere Reife, noch keine Ausbildung, erst seit vier Jahren in Deutschland, leidet unter **sozialen Ängsten** aufgrund diverser Mobbingerfahrungen von klein auf an **Depressionen**. Sie spricht kaum, obwohl sie bereits gut Deutsch kann, und weint häufig „in sich hinein". Nach ihrem Schulabbruch vor ca. einem halben Jahr verbrachte sie die meiste Zeit in ihrem Zimmer. Seit zwei Monaten geht sie als Notlösung in einer metallverarbeitenden Fabrik als Produktionshelferin arbeiten. Sie hat große Angst vor der Zukunft aufgrund ihrer sozialen Ängste, kann sich aber sehr schlecht artikulieren. In der 7. Therapiesitzung sitzt sie erneut zusammengekauert und leise vor sich hin weinend im Sessel. Sie glaubt, dass sie auch auf der Arbeit niemand mag, und spricht deshalb kaum mit jemandem dort. Da sie auf verbale Interventionen nicht reagiert, erkläre ich ihr den Zusammenhang zwischen Körperhaltung, Atem und Emotionen. Ich frage sie, ob sie dazu etwas ausprobieren möchte. Als sie zustimmt, bitte ich sie, aufzustehen, und führe sie dann in die „Berghaltung" (Abb. 4). Sie steht nun sehr aufrecht, mit aufrechten Rücken und zurückgenommenen Schultern, den Kopf leicht erhoben. Ich bitte sie, sanft und tief durch die Nase ein- und auszuatmen und dabei nachzuspüren, wie sich das für sie anfühlt. Dann bitte ich sie, nun den Kopf hängen zu lassen und die Schultern und den Rücken zu runden. Auch in dieser Haltung lasse ich sie nachspüren. Sie fühlt direkt den Unterschied, sowohl in ihrer Atmung als auch in ihren Gefühlen, und versteht den Zusammenhang zwischen Körper und Empfinden. Wir wechseln noch einige Male von der einen in die andere Haltung, um ihre Wahrnehmung zu vertiefen. Danach entwickeln wir in der aufrechten „Berghaltung“ gemeinsam eine für sie förderliche Affirmation: „Ich bin gut so, wie ich bin“, die ich sie solange aussprechen lasse, bis es ihre Stimme sich überzeugend anhört. Am Ende der Stunde fühlt sie sich viel besser und wir verabreden, dass sie diese Haltung und die Affirmation im Alltag immer wieder übt, sie auch einnimmt, wenn sie anderen Menschen begegnet.

Beispiel: Stärkung – Große Krafthaltung/die Mächtige

Therapeut: Th. Richter

Fr. T., 56 Jahre, **Anpassungsstörung, Angst und depressive Reaktion gemischt.** In der 16. Therapiestunde berichtet sie von ihrer Angst, Fahrrad zu fahren, nachdem sie vor einem Jahr beim Spielen mit ihrem Enkelkind gestürzt sei. Seitdem knicke ihr Knie immer weg. Der Arzt habe zwar gesagt, dass das „keine medizinischen Ursachen“ mehr habe, aber sie traue sich das einfach nicht.

Ich biete ihr spontan eine Kraftübung an, die wir zusammen einmal ausprobieren könnten, um sie zu stärken und zu stabilisieren. Ich bitte sie aufzustehen und führe sie zunächst in den aufrechten Stand, die „Berghaltung“ (Abb. 4). Von da aus leite ich sie an, die „große Krafthaltung/die Mächtige“ (Abb. 48) einzunehmen. Die stark übergewichtige Klientin kann nicht tief in die Knie gehen, hält diese Position jedoch länger als sie selbst erwartet, unterstützt von der vorher besprochenen Affirmation: „Ich schaffe mehr als ich denke.“

In der folgenden Stunde erzählt sie ganz begeistert, sie sei mit dem Rad hierhin gekommen. In der letzten Sitzung sei durch die Erfahrung ihrer eigenen Stärke und Kraft in ihr ein Schalter umgelegt worden. Zunächst mit der Unterstützung ihres Mannes, dann aber auch ohne, habe sie sich wieder auf das Fahrrad getraut. Sie habe dabei immer wieder an die Übung und ihren Satz gedacht und wolle beides weiterverwenden.

3.4 Spätere Prozessphasen bei geübten KlientInnen

Nach der ersten Einführung von Yoga in den Therapieprozess sollten diese Erfahrungen in der Folgestunde aufgegriffen werden. Hier empfiehlt es sich abzuklären, inwieweit die vorher eingeführten Übungen zu Hause durchgeführt wurden, welche Erfahrungen die KlientIn dabei gemacht hat und welche Fragen aufgetaucht sind. Davon abhängig können diese Übungen wiederholt, weitergeführt oder auch ergänzt werden, etwa durch weitere, thematisch passende Übungen oder Affirmationen. Im Verlauf von mehreren Sitzungen können dann kleine Übungsfolgen erarbeitet werden, die idealerweise für die KlientIn zur therapieunterstützenden Routine werden. Im Anhang haben wir verschiedene Folgen zusammengestellt, die wir gerne verwenden.

In späteren Stunden reicht es dann oft aus, nur noch kurz nachzufragen, inwieweit die Übungen noch durchgeführt werden, was sich verändert hat dadurch usw., also ganz ähnlich wie bei verhaltenstherapeutischen Hausaufgaben.

Beispiel: „Zu sich kommen" – Bodyscan

Therapeut: Th. Richter

Fr. B., 38 Jahre, **Anpassungsstörung mit depressiver Stimmung.** Die Klientin kommt wegen der Trennung ihres Ehemannes wegen einer neuen Partnerin. Sie befindet sich somit in einer neuen Situation als alleinerziehende Mutter von zwei Kindern. Zusätzlich erlebte sie eine misslungene Operation. Daraus resultieren Überforderungsgefühle, Hilflosigkeit, starke Anspannung und depressive Symptomatik.

Wir hatten bereits Yoga zur Stärkung und Stabilisierung (Baum, Abb. 6, Held 1 / Krieger, Abb. 45, und Held 2 / Bogenschütze, Abb. 47) im Rahmen von vier Therapiestunden durchgeführt, was ihr „Kraft" gegeben und sie zu weiter eigenständigem Üben motiviert hatte.

In der 16. Sitzung kommt sie etwas verwirrt in die Stunde: „Ich weiß nicht, wie ich mich fühle", ist starr, hat einen flachen Atem und ist offensichtlich sehr angespannt.

Ich biete ihr „etwas zum Ausprobieren" an und führe auf dem Therapiesessel zunächst einen kurzen Bodyscan durch, um sie wieder in Kontakt zu ihrem Körpergefühl kommen zu lassen. Bei der anschließenden Yoga-Vollatmung für eine weitere Entspannung fängt sie an zu weinen und wird wieder lebendig. Sie öffnet die Augen und wirkt etwas erstaunt: „Ich merke, dass die Trennung jetzt besiegelt ist." Danach, lacht: „Ich will ihn auch nicht mehr!"

Beispiel: Aktivierung mit Hilfe verschiedener Asanas

Therapeutin: A. Cuno

Frau N. 28 Jahre, Studierende, leidet seit mehreren Jahren immer wieder unter mittelgradigen bis schweren depressiven Episoden. Sie ist schüchtern, voller Selbstzweifel und trotz sehr guter Klausurnoten nie wirklich mit ihrer Leistung zufrieden. Da sie schon sehr lange an ihrer Masterarbeit schreibt, braucht sie aktuell viel Unterstützung für Antrieb und Motivation, um ihr Ziel zu erreichen.

Als Frau N. in die 24. Sitzung kommt, ist sie erneut sehr müde und erschöpft, kraftlos und voller Selbstzweifel. Ich entschließe mich deshalb, ihr kurz nach Sitzungsbeginn anzubieten, gemeinsam Asanas zur Aktivierung zu üben. Sie ist sofort einverstanden, da Yoga ihr aus anderen Zusammenhängen vertraut ist. Da ich stets eine Yogamatte im Raum habe, rolle ich diese für sie aus, bitte sie, ebenfalls die Schuhe auszuziehen, und stelle mich in angemessenem Abstand ihr gegenüber auf, sodass sie ohne Probleme die korrekte Ausführung der Übungen bei mir beobachten kann. Wir üben zunächst den „Atemtanz" (Abb. 25 – 44), der sie durch seine Dynamik sehr anspricht und körperlich anregt. Anfangs tut sie sich schwer, die Bewegungen mit ihrem Atem zu koordinieren. Nach einigen Wiederholungen fällt ihr jedoch auf, dass die gleichzeitige Achtsamkeit auf Atem und Bewegung ihr hilft, ihre Gedanken zu kontrollieren und ihren inneren Kritiker zu beruhigen. Um ihr mehr innere Stabilität und Selbstvertrauen zu vermitteln, üben wir gemeinsam den „Berg" (Abb. 4), den „Baum" (in zwei Stellungen, Abb. 5/6) und den „Held 2/Bogenschützen" (Abb. 47). Hierbei spreche ich für sie während der Asana-Ausführung jeweils eine Affirmation, die wir zuvor besprochen haben: „Ich stehe fest und unerschütterlich" (Berg), „Ich bleibe in meiner Mitte" (Baum), „Jeden Tag komme ich meinem Ziel näher und näher" (Held 2/Bogenschütze). Frau N. geht nach der Sitzung deutlich energetischer und zuversichtlicher in ihre Woche.

4 Basisübungen für die Anwendung in der Psychotherapie

Im modernen Yoga gibt es eine kaum überschaubare Zahl von Übungen (Asanas). In der Hatha-Yoga Pradipika ist die (mystische) Zahl von 84 Asanas erwähnt, von denen 15 dort beschrieben sind. Dazu kommt noch eine Vielzahl von Atemübungen und Meditationen.

Wir haben in diesem Kapitel einige grundlegende Übungen ausgewählt und zusammengestellt. Alle von uns verwendeten Übungen sind rückengerecht und dürfen auch in den Yoga-Präventionskursen der Krankenkassen durchgeführt werden. Wir ordnen jene „Basisübungen" entsprechend ihrer primären Zielrichtung für KlientInnen ein und verweisen auf ihre jeweilige Anwendbarkeit bei bestimmten Störungsbildern und Problemen. Zudem gehen wir auf ihre (psychologischen) Wirkungen ein und beschreiben mögliche Schwierigkeiten bei der Ausführung. Natürlich kann es während der Übungen auch zu unvorhergesehenen emotionalen Reaktionen bei den KlientInnen kommen. Auf diese ist genauso einzugehen wie sonst auch während einer Psychotherapiesitzung.

Aus eigener praktischer Erfahrung halten wir die Übungen bei guter Anleitung durch die Therapeutin für fast jede KlientIn für auszuführbar und gut in die Therapiesitzungen integrierbar. Die Übungen erfordern weder ein hohes Maß an Kraft noch an Flexibilität und sind so auch für Ungeübte mit guter Anleitung direkt ausführbar. Fast jede der Übungen kann in unterschiedlichen Schwierigkeitsgraden ausgeführt werden. Die Fotos zeigen deshalb häufig zwei Varianten. Vorschläge für die Formulierung der Übungsanleitungen finden sich ebenfalls.

Es ist wichtig, vor dem Einsatz der Übungen ausführlich mit den KlientInnen über körperliche Einschränkungen und Probleme zu sprechen und bei Unsicherheit vor der Anwendung einen Arzt zu befragen. Es ist für uns als PsychotherapeutInnen selbstverständlich, dass wir auch hier niemals über die Grenzen unserer KlientInnen hinweggehen und Schmerz vermeiden.

4.1 Asanas (Körperübungen) und Pranayamas (Atemübungen)

Vorwiegend beruhigend: Asanas

Die unter diesem Punkt aufgeführten Übungen eignen sich besonders gut für KlientInnen mit innerer Unruhe, Ängsten, Hyperarousal, Schlaf- und Entspannungsproblemen, psychosomatischen Beschwerden wie Herzrasen, Bluthochdruck, Schwitzen, Muskelverspannungen und generellen Schmerzen. Alle Anweisungen hier sind Vorschläge und können durch eigene Formulierungen ersetzt werden. Dabei sollten die Reihenfolge und die Genauigkeit der Ausführung der Übung beachtet werden. Die Affirmationen können mit der KlientIn besprochen oder von der Therapeutin vorgeschlagen werden. Sie werden zunächst von der TherapeutIn während des Übens gesprochen und sollten im häuslichen Üben regelmäßig selbständig angewendet werden.

Nicht für alle Übungen sind Affirmationen vorgesehen. Dies ist dem Umstand geschuldet, dass bei den Atemübungen und Meditationen die Konzentration möglichst auf den Inhalt der Übung fokussiert sein sollte (den Atem oder die Imagination).

Rückenentspannungslage

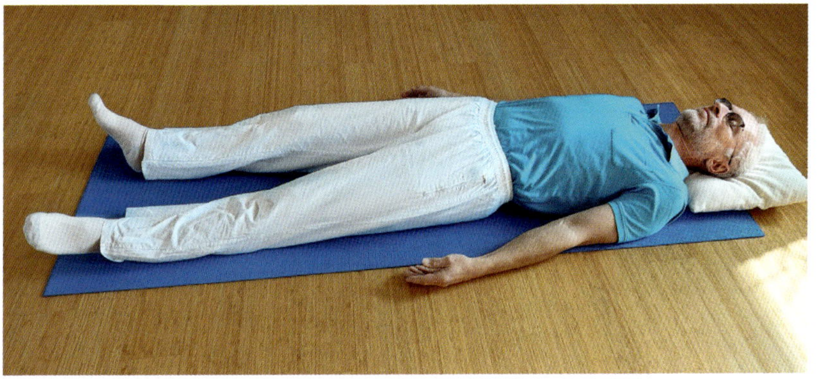

Abb. 1: Rückenentspannungslage

Wirkung: Beruhigung des Nervensystems, Loslassen jeglicher Anspannung, Erdung, Gedankenkontrolle, Hingabe.
Achtung: Für KlientInnen mit Gewalterfahrung kann diese sehr offene Haltung problematisch sein. Dann empfiehlt sich die Bauchentspannungslage. Dabei eventuell ein flaches Kissen für die Lagerung des Kopfes nutzen.
Affirmation: z. B. „Es gibt nichts zu tun, nichts zu erreichen".

Legen Sie sich über die Seite auf den Rücken. Achten Sie dabei darauf, dass Ihre Arme etwas weg vom Oberkörper und Beine etwas auseinander liegen. Die Zehen sollten dabei locker nach außen fallen (Abb. 1). Lassen Sie alle Spannungen im Körper soweit wie möglich los. Wenn es angenehm ist, drehen Sie Ihre Daumen nach außen, sodass die Handinnenflächen zur Decke zeigen. Ziehen Sie Ihren Nacken lang, indem Sie das Kinn Richtung Brust bringen. Der Unterkiefer ist dabei locker. Wenn Sie mögen, öffnen Sie Ihren Mund ganz weit. Lassen Sie dann Ihren Mund langsam wieder so weit zugehen, dass Platz zwischen den Zahnreihen bleibt. Atmen Sie entspannt ein und aus. Lassen Sie sich dabei immer mehr in den Boden sinken. Dabei gibt nichts zu tun und nichts zu leisten. Bleiben Sie einige Minuten in dieser Stille. Wenn Gedanken kommen, lassen Sie sie ziehen wie Wolken am Himmel. Um aus der Übung zu kommen, verstärken Sie Ihren Atem, bewegen Sie sanft Ihre Zehen und Finger, wenn Sie mögen, strecken oder räkeln Sie sich und öffnen Sie dann langsam Ihre Augen.

Bauchentspannungslage

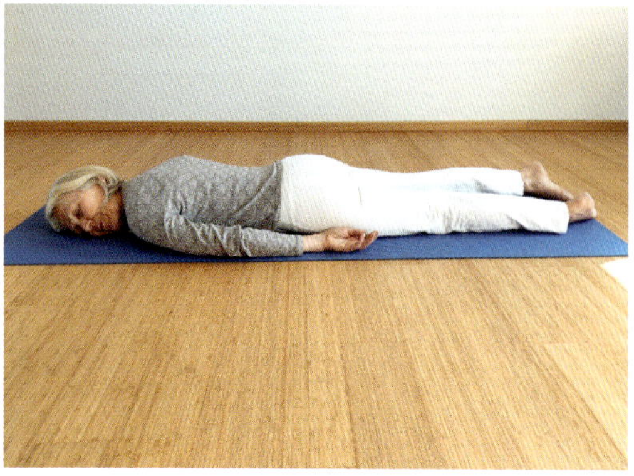

Abb. 2: Bauchentspannnungslage, Variation 1

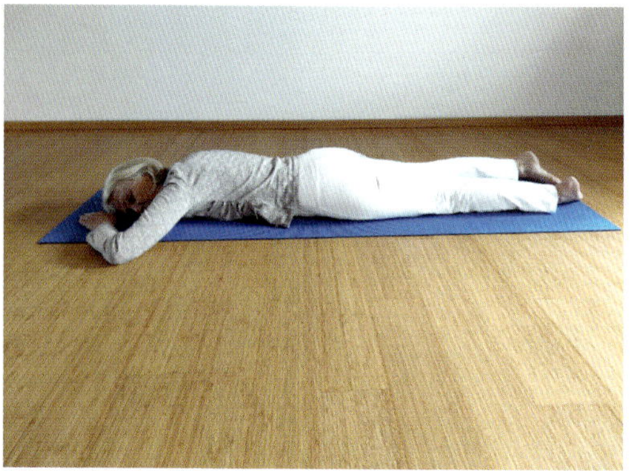

Abb. 3: Bauchentspannnungslage, Variation 2

Wirkung: Beruhigung des Nervensystems, Loslassen jeglicher Anspannung, Erdung, Gedankenkontrolle, Hingabe.
Achtung: Bei Nackenproblemen ist diese Haltung über einen längeren Zeitraum eventuell problematisch.

Legen Sie sich bäuchlings auf die Matte. Die Beine liegen etwas auseinander, sodass die Großzehen sich berühren und die Fersen nach außen fallen. Der Kopf ruht auf einer Gesichtsseite. Entspannen Sie den Körper so weit wie möglich. Die Arme können Sie neben den Oberkörper legen (Abb. 2) oder um Ihren Kopf (Abb. 3). Atmen Sie ruhig und entspannt ein und aus. Lassen Sie die Gedanken vorbeiziehen, wie Wolken am Himmel. Es gibt nichts zu tun und nichts zu erreichen. Verweilen Sie einige Minuten in der Stille. Um aus der Übung zu kommen, verstärken Sie Ihren Atem, bewegen sanft Ihre Finger und Zehen, recken und strecken sich und öffnen dann langsam wieder Ihre Augen.

Berg

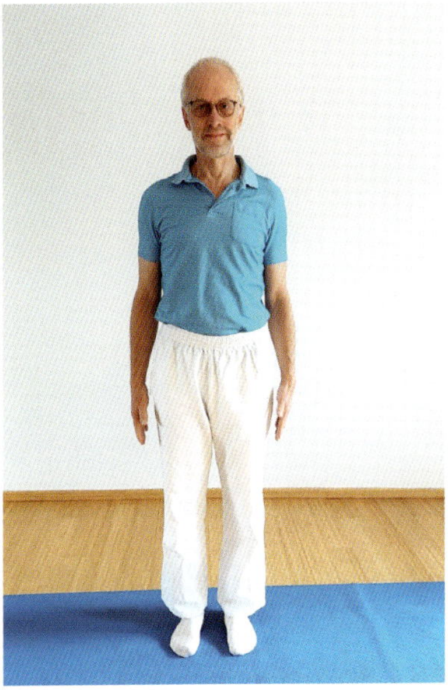

Abb. 4: Berghaltung

Wirkung: Entwicklung von physischer und psychischer Standfestigkeit und Stabilität, Erdung, Aufrichtung, Atemberuhigung, Verbesserung der Körperwahrnehmung und der Konzentration.

Achtung: Vorsicht ist bei sehr niedrigem Blutdruck geboten. Es könnte eventuell zu Schwindel kommen. Hier ist ein vorheriges Anregen des Kreislaufs durch Bewegungen ratsam. Sollte dennoch Schwindel auftreten, ist Hinlegen mit erhobenen Beinen sehr hilfreich.

Affirmation: z. B. „Ich stehe fest und unerschütterlich."

Stellen Sie sich auf Ihre Matte. Die Füße stehen hüftbreit auseinander und die Außenkanten der Füße sind möglichst parallel. Verlagern Sie Ihr Gewicht auf die Mitte Ihrer Füße. Spannen Sie sanft Unterschenkel und Oberschenkel an. Die Knie sind locker, ziehen Sie dabei die Kniescheiben nach oben. Kippen Sie Ihr Becken leicht nach vorne, sodass Bauch und Po etwas angespannt sind. Heben Sie nun Ihr Brustbein an, ziehen Sie Ihr Kinn Richtung Brust, dabei bleibt der Nacken lang. Die Arme hängen locker neben dem Körper, die Hände streben Richtung Boden. Lassen Sie den Unterkiefer locker, ebenso Ihre Gesichtszüge. Der Blick ruht weit in der Ferne, ohne etwas zu fixieren (Abb. 4). Atmen Sie ruhig ein und aus. Spüren Sie den Kontakt Ihrer Füße zum Boden. Machen Sie sich die Qualitäten eines Berges (Festigkeit, Erdung, Ruhe, Stabilität) bewusst. Verweilen Sie einige Atemzüge still und ruhig „wie ein Berg".

Baum

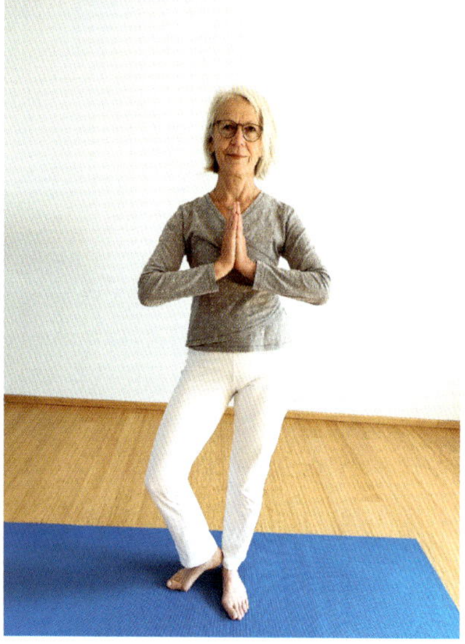

Abb. 5: Baum, Ausgangsstellung

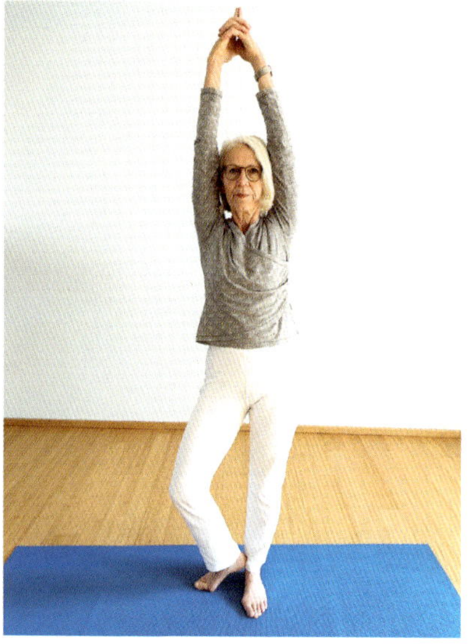

Abb. 6: Baum mit gestreckten Armen

Wirkung: Beruhigung des Geistes, Entwicklung von Gleichgewicht und Konzentration, Erdung, Stärkung von Ausdauer und Standfestigkeit (auch im übertragenen Sinne).
Achtung: Bei niedrigem oder instabilen Blutdruck ist Schwindel möglich. Krampfadern oder schwache Sprung- und Kniegelenke erfordern anfangs ein kürzeres Üben. Bei degenerativen Hüftgelenken ist bei der Auswärtsdrehung des Beines Vorsicht geboten.
Affirmation: z. B. „Ich bleibe in meiner Mitte."

Stellen Sie sich in die Mitte Ihrer Matte, die Füße ungefähr hüftbreit auseinander. Die Knie sind zunächst locker, die Kniescheiben hochgezogen. Verlagern Sie nun Ihr Gewicht auf ein Bein, spannen Sie das Bein dabei etwas an. Wenn Sie sicher und gut stehen, heben Sie das andere Bein an und drehen es nach außen, sodass sich das Knie etwas beugt. Es zeigt dabei möglichst weit nach außen. Stellen Sie nun den Fuß so an dem Standbein ab, dass die Ferse den Knöchel des Standbeines berührt. Das Gewicht ruht nun auf dem Standbein und dem Ballen des anderen Fußes.

Schließen Sie beide Hände in der Höhe des Brustbeines zur „Gebetshaltung“ („Namaste“) (Abb. 5). Es kann hilfreich sein, den Blick ca. 3–4 m vor sich auf einen fixen Punkt auf den Boden zu richten. Atmen Sie entspannt ein und aus. Wenn Sie sich sicher fühlen, bringen Sie nun beide Arme über den Kopf. Sie können die Hände verschränken (Abb. 6) oder zu einer „weiten Baumkrone“ öffnen (Arme auseinander). **[Als Variation können Sie bei sehr sicherem Stand den angewinkelten Fuß auch an der Wade oder dem Oberschenkel des Standbeines abstellen; bitte nicht am Knie, um dieses nicht zu stark zu belasten.]** Verweilen Sie einige Atemzüge. Wenn Sie aus der Haltung zurückkommen möchten, senken Sie die Arme wieder auf Brusthöhe in „Namaste“, stellen Sie Ihren Fuß neben den anderen. Spüren Sie auf beiden Beinen nach. Üben Sie die andere Seite in gleicher Weise.

Stehende Vorbeuge

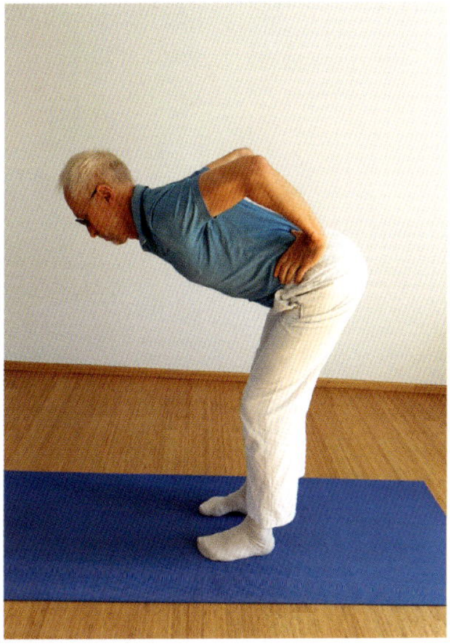

Abb. 7: „Halbe“ Vorbeuge mit gestrecktem Rücken

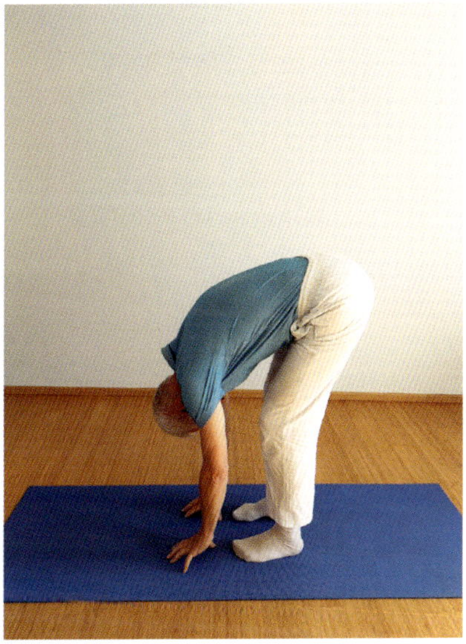

Abb. 8: Ganze Vorbeuge

Wirkung: Entspannung der Rücken- und Nackenmuskulatur, Beruhigung des Geistes, Loslassen von Gedanken.

Achtung: Bei Problemen mit dem Augeninnendruck, bei Netzhautablösung, nicht reguliertem hohem Blutdruck, akuten Beschwerden im Lendenwirbelbereich oder starken Erkältungssymptomen sollte die Übung nicht ausgeführt werden.
Affirmation: z. B. „Ich lasse ganz los."

Stellen Sie sich in die Mitte Ihrer Matte, die Füße ungefähr hüftbreit auseinander. Die Knie zunächst locker, die Kniescheiben hochgezogen. Legen Sie nun die Hände auf die Hüften. Strecken Sie Ihr Gesäß nach hinten („Entenpo") und beugen Sie sich mit gestrecktem Rücken nach vorne, bis sich Ihr Rücken ungefähr 90° zu den Beinen befindet. Der Nacken ist in Verlängerung der Wirbelsäule, d. h. der Nacken ist lang und Sie schauen zum Boden (Abb. 7). Halten Sie hier kurz an. Achten Sie darauf, dass Sie Ihre Schulterblätter fest zusammendrücken, so dass Ihr oberer Rücken ganz gerade bleibt. Nun gleiten Sie mit den Händen weiter an Ihren Beinen herunter und stellen Sie sie am Boden auf. Falls Sie den Boden nicht erreichen, legen Sie die Hände an den Waden oder den Fußgelenken ab. Lassen Sie nun Kopf, Schultern und Nacken ganz locker. Verweilen Sie einige Atemzüge in dieser Haltung (Abb. 8). Atmen Sie dabei ruhig und gleichmäßig. Um aus der Haltung herauszukommen, rollen Sie Ihren Rücken und Nacken entweder Wirbel für Wirbel langsam auf oder heben den Rumpf mit gestrecktem Rücken an, bis Sie wieder zum Stehen kommen. Sie können dabei wieder die Hände auf die Hüften legen, um die Spannung zwischen den Schulterblättern beizubehalten.

Schulterbrücke (dynamisch)

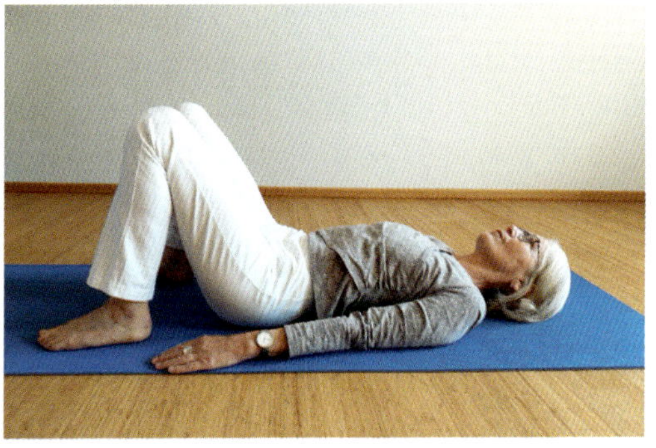

Abb. 9: Schulterbrücke (dynamisch), Ausgangslage

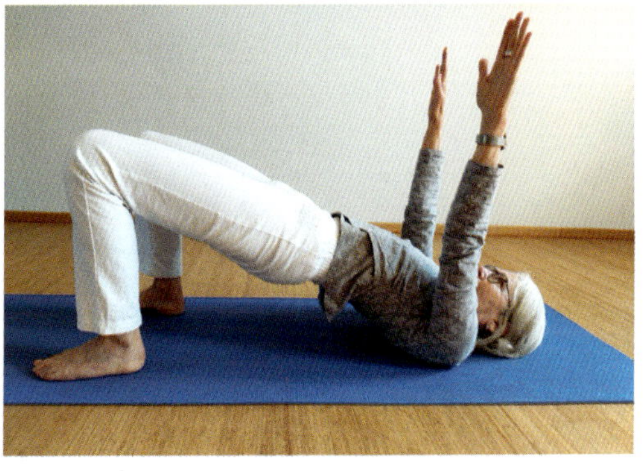

Abb. 12: Schulterbrücke (dynamisch), Arme erhoben

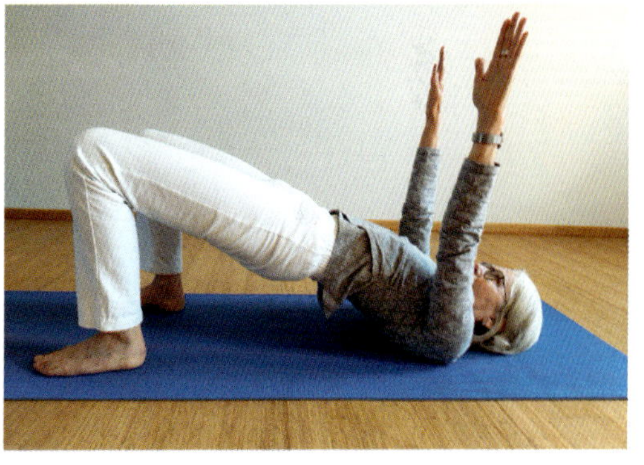

Abb. 10: Schulterbrücke (dynamisch), Arme erhoben

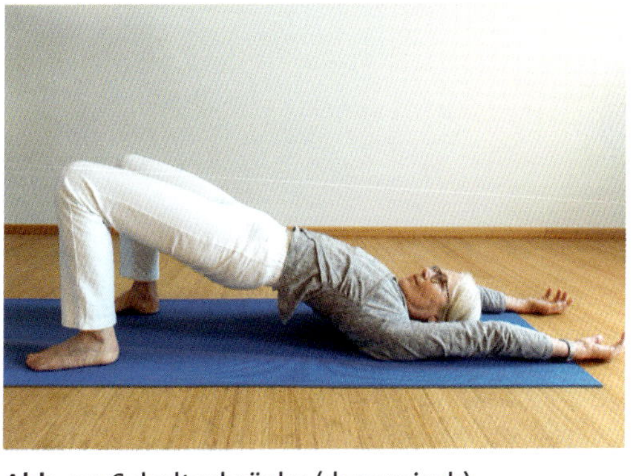

Abb. 11: Schulterbrücke (dynamisch), Arme hinter dem Kopf

Wirkung: Weitung des Brustraumes („Herzöffnung") durch die Armbewegungen, Verlängerung des Atems (insbesondere des Ausatmens) und dadurch Aktivierung des Vagusnervs (eines Teils des parasympathischen Nervensystems, der für die Entspannung zuständig ist).
Achtung: Bei Entzündungen im Kopfbereich, Kopfschmerzen, grauem Star, Netzhautablösung, Schwindel oder Tinnitus sollte das Becken nur leicht angehoben werden. Bei akuten Schulterproblemen ohne Arme üben.
Affirmation: z. B. „Ich öffne mein Herz."

Legen Sie sich in Rückenlage. Stellen Sie beide Füße schulterbreit hinter dem Gesäß auf. Die Arme liegen seitlich neben dem Oberkörper. Der Nacken ist lang (Abb. 9). Heben Sie einatmend Ihr Becken, (Abb. 10) spannen Sie dabei sanft Ihren Beckenboden an und halten Sie die Spannung. Heben Sie nun weiter einatmend die Arme im weiten Bogen bis hinter Ihren Kopf und legen Sie sie möglichst am Boden ab (Abb. 11). Ausatmend entspannen Sie den Beckenboden langsam, bringen Sie die Arme wieder zurück (Abb. 12), senken Sie sie bis auf Hüfthöhe und legen Sie dann Arme und Becken gleichzeitig am Boden ab (Abb. 9). Wiederholen Sie diese Bewegung mehrere Male.

Krokodil (dynamisch)

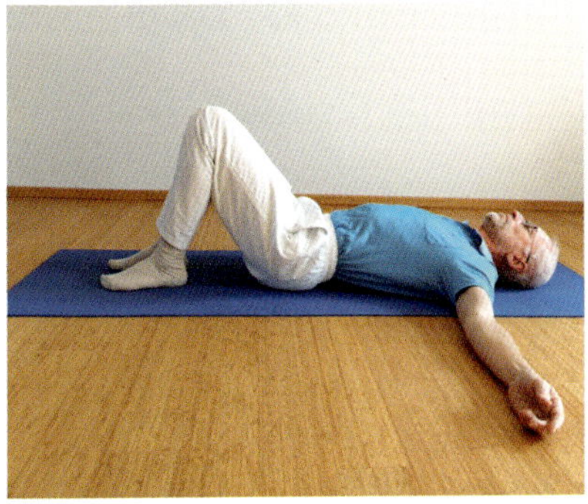

Abb. 13: Krokodil, Ausgangslage

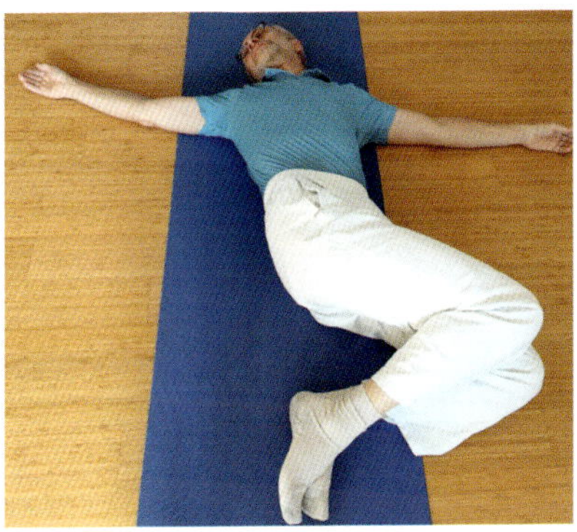

Abb. 16: Krokodil, Beine zur linken Seite

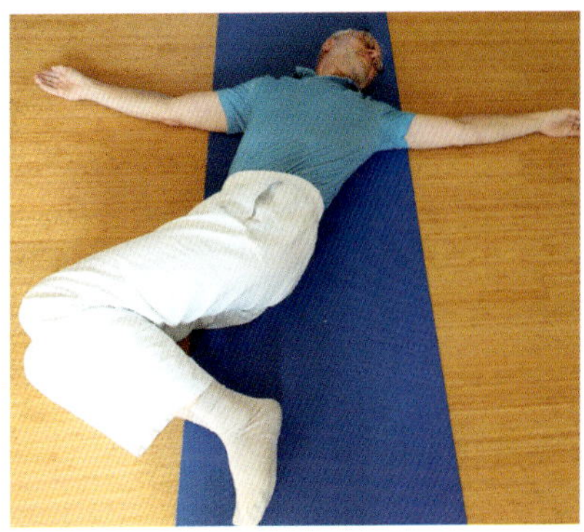

Abb. 14: Krokodil, Beine zur rechten Seite

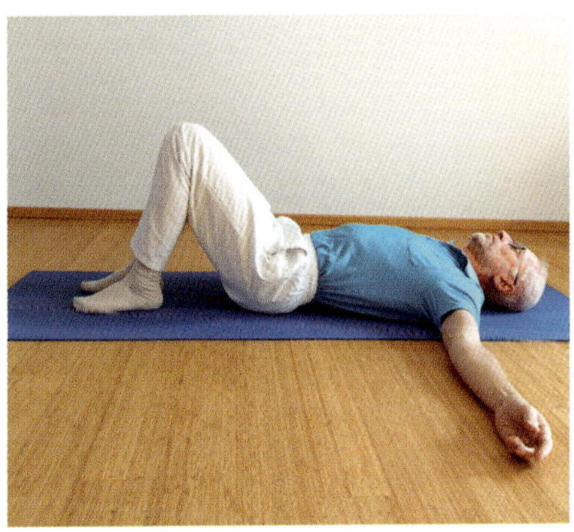

Abb. 15: Beine Mitte

Wirkung: Entspannung der Lendenwirbelsäule, Öffnung des Brustraumes, vertiefte Atmung, geistiges Loslassen.
Achtung: Bei Problemen mit der Lenden- und/oder Halswirbelsäule sollte ein Kissen oder eine gefaltete Decke unter die Beine und den Kopf gelegt werden.
Affirmation: z.B. „Ich lasse ganz los."

Kommen Sie auf Ihrer Matte möglichst über die Seite in Rückenlage. Stellen Sie beide Füße hüftbreit hinter dem Gesäß auf. Die Arme legen Sie auf Schulterhöhe zur Seite, die Handflächen nach oben gedreht (Abb. 13). Wenn Sie möchten, können Sie die Handflächen auch zum Boden drehen. Lassen Sie nun ausatmend die Beine zur rechten Seite sinken (Abb. 14). Legen Sie eventuell hier zum Abstützen ein Kissen oder eine gefaltete Decke unter die Beine. Der Kopf kann entweder in der Mitte verbleiben oder nach links gedreht werden. Achten Sie hier darauf, dass Sie das Kinn etwas zur Brust ziehen, um den Nacken nicht zu überstrecken. Bringen Sie einatmend die Beine und den Kopf zurück zur Mitte (Abb. 15) und ausatmend zur anderen Seite (Abb. 16). Wiederholen Sie dies einige Male im Rhythmus Ihres Atems. Bei der letzten Wiederholung können Sie einige Atemzüge jeweils auf einer Seite verweilen. Um aus der Übung herauszukommen, strecken Sie ein Bein nach dem anderen aus und legen die Arme neben Ihren Körper.

Drehsitz

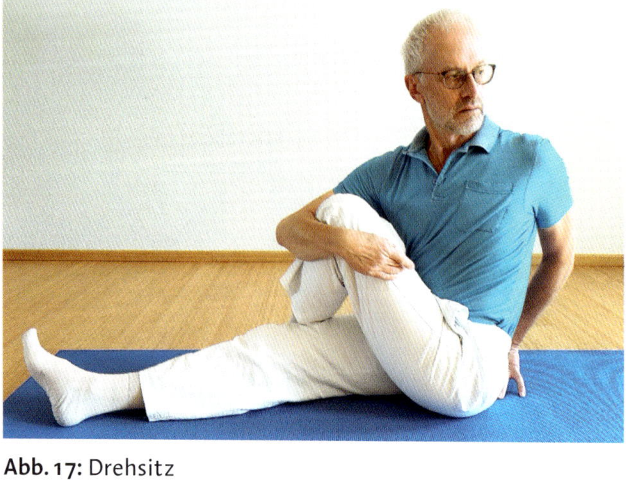

Abb. 17: Drehsitz

Wirkung: Vertiefung des Atems und dadurch Atemberuhigung, Ausgleich der Wahrnehmung zwischen beiden Körperseiten und möglicher Wechsel der Sichtweise.
Achtung: Eventuell kann eine gefaltete Decke unter das Gesäß gelegt werden, um den Sitz zu erhöhen und das aufrechte Sitzen zu erleichtern. Vorsicht bei akuten Rückenbeschwerden, Entzündungen oder kürzlich stattgefundener OP im Bauchraum, außerdem bei Schwangerschaft ab dem 6. Monat.
Affirmation: z. B. „Ich betrachte die Welt von zwei Seiten."

Setzen Sie sich mit ausgestreckten Beinen auf Ihre Matte. Wenn Sie möchten, können Sie sich auf eine gefaltete Decke setzen. Achten Sie darauf, dass Sie auf beiden Sitzhöckern sitzen. Die Wirbelsäule ist maximal aufgerichtet. Ziehen Sie das linke Bein an, beugen das Knie und heben das Bein über den rechten Oberschenkel. Stellen Sie den linken Fuß neben dem rechten Oberschenkel außen ab. Ziehen Sie mit dem rechten Arm das gebeugte linke Bein so nah an den Oberkörper wie möglich. Führen Sie den linken Arm im weiten Bogen hinter die linke Gesäßhälfte. Stellen Sie die linke Hand dicht hinter dem Gesäß ab. Drehen Sie dann Ihren Oberkörper vom Becken ausgehend ganz langsam so weit wie möglich nach links (Abb. 17). Das Kinn weist dabei zur Brust, der Nacken ist gestreckt. Wenn es für Sie angenehm ist, drehen Sie nun auch noch den Kopf nach links, sodass Sie über Ihre linke Schulter schauen. Die Wirbelsäule ist dabei so gut wie möglich aufgerichtet. Mit jedem Einatmen richten Sie die Wirbelsäule weiter auf, mit jedem Ausatmen drehen Sie sich etwas mehr nach links. Achten Sie dabei stets auf Ihre natürliche Grenze. Verweilen Sie einige Atemzüge in dieser Position. Lösen Sie dann achtsam erst den Oberkörper und dann das aufgestellte Bein. Die Übung wird auf der rechten Seite genauso wiederholt.

Katze-Kuh

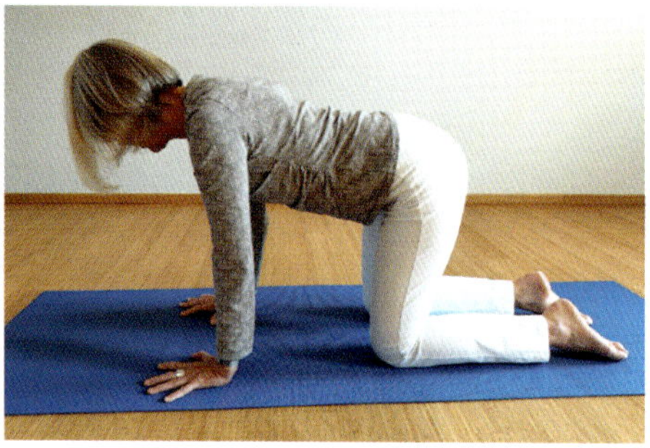

Abb. 18: Vierfüßlerstand

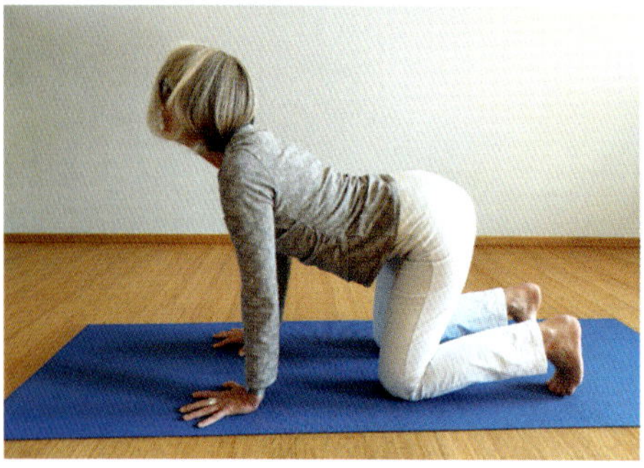

Abb. 19: „Kuh“

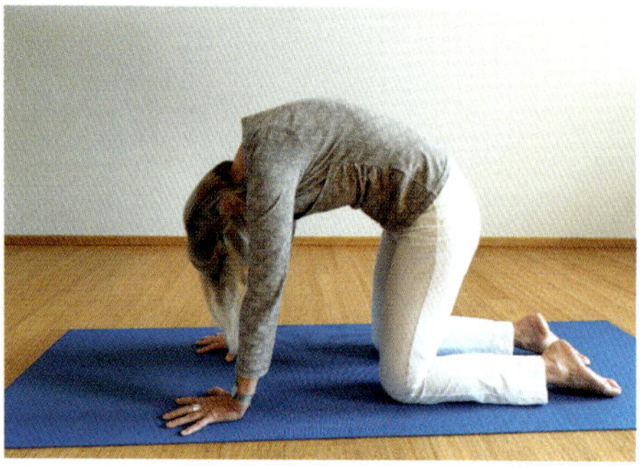

Abb. 20: „Katzenbuckel“

Wirkung: Flexibilität der Wirbelsäule, Beruhigung des Atems, Weitung des Brustraumes, mentale und körperliche Entspannung.
Achtung: Bei Kniebeschwerden sollte auf jeden Fall eine gefaltete Decke unter die Knie gelegt werden, Handgelenksbeschwerden können durch Bildung von Fäusten vermieden oder gelindert werden. Nach der Übung die Handgelenke ausschütteln oder massieren.
Affirmation: z. B. „Ich bleibe flexibel.“

Begeben Sie sich in den Vierfüßlerstand, d.h. auf die Knie und Hände (Abb. 18). Wenn Sie möchten, können Sie sich auf eine gefaltete Decke knien. Einatmend bringen Sie Gesäß und Kopf nach hinten und vorne, sodass Ihr Rücken ein Hohlkreuz bildet; die Brust ist dabei stark gewölbt, der Kopf liegt im Nacken (Abb. 19). Ausatmend ziehen Sie Kopf und Becken aufeinander zu, so dass Sie in einen „Katzenbuckel“ kommen (Abb. 20). Machen Sie sich dabei so rund wie möglich und beziehen Sie jeden einzelnen Wirbel ein. Führen Sie diese Bewegung im Atemrhythmus mehrere Male durch.

Kind

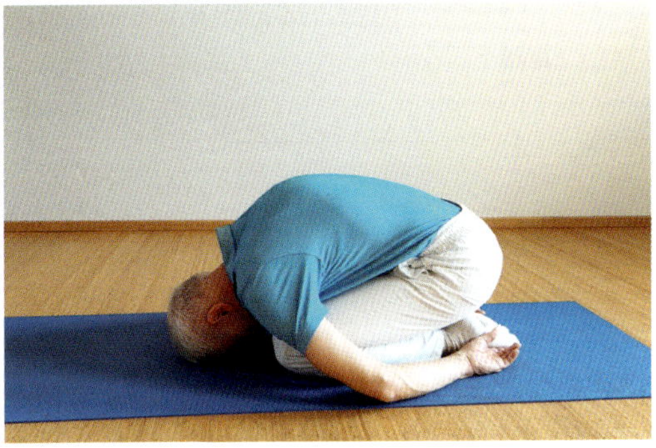

Abb. 21: Kind

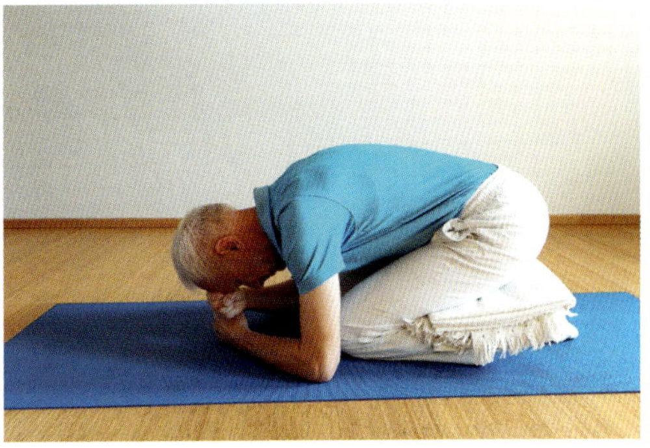

Abb. 22: Kind mit Variation

Wirkung: Beruhigung des Nervensystems durch Zurückziehen der Sinne, Aufbau von Geborgenheitsgefühl, Schutz und Selbstvertrauen.
Achtung: Bei Kniebeschwerden sollte auf jeden Fall eine gefaltete Decke unter die Knie gelegt werden. Vorsicht bei akuten Knieproblemen und Rückenproblemen. Es könnte zu Problemen mit dem Atem kommen, z. B. bei Asthmatikern mit Angstsymptomen. In diesem Fall kann das Kind als Variation und zusätzlich mit leicht geöffneten Knien durchgeführt werden.
Affirmation: z. B. „Ich bin ganz sicher“, „Ich fühle mich geborgen“.

Begeben Sie sich in den Kniestand. Wenn Sie möchten, können Sie auf einer gefalteten Decke knien. Setzen Sie sich nun auf Ihre Waden. Beugen Sie sich nach vorne. Die Stirn berührt den Boden (Abb. 21). Sie atmen sanft ein und aus und lassen dabei den unteren Rücken immer mehr Richtung Boden sinken. Die Arme legen Sie neben Ihren Oberkörper. Wenn das nicht möglich ist, können Sie eine gefaltete Decke zwischen Waden und Oberschenkel legen. Ebenso kann es helfen, die Arme nach vorne zu bringen und die Stirn auf die aufeinandergelegten Fäuste zu legen (Abb. 22).

Vorwiegend beruhigend: Pranayamas

Die Atmung spielt bei der Beeinflussung des Nervensystems eine tragende Rolle. Die tiefe Bauchatmung durch die Nase aktiviert den Parasympathikus, insbesondere den Vagusnerv (Kaminoff/Metthews 2022) und wirkt damit beruhigend. Weniger bekannt ist, dass der Herzschlag beim Ausatmen langsamer ist als beim Einatmen (vor allem bei Kindern und jungen Erwachsenen), weil ausatmend ebenfalls mehr der Parasympathikus angesprochen wird. Dieses Phänomen wird „respiratorische Sinusarrhythmie" genannt (Braun/Müller-Wieland 2022). Aus diesem Grund wird in den beschriebenen Übungen die Betonung auf den Ausatem gelegt und durch die Nase vorwiegend in den Bauch geatmet.

Verlängertes Ausatmen

Wirkung: Erdung, Atemberuhigung, Beruhigung des Gedankenflusses, Verbesserung der Konzentrationsfähigkeit.

Für KlientInnen kann der medizinische Hinweis interessant sein, dass der Herzschlag (vor allem bei Kindern und jungen Menschen) beim Ausatmen langsamer ist als beim Einatmen („respiratorische Sinusarrhythmie", Braun/Müller-Wieland 2022), weil ausatmend der Parasympathikus angesprochen und damit eine Beruhigung des Organismus gefördert wird.

Legen Sie sich auf den Rücken oder setzen Sie sich bequem auf einen Stuhl oder Sessel. Atmen Sie bewusst tief durch die Nase ein und langsam und vollständig wieder aus. Versuchen Sie dabei, den Ausatem immer länger werden zu lassen. Lassen Sie jeweils zwischen Aus- und Einatmen und Ein- und Ausatmen eine kleine Atempause. Konzentrieren Sie sich auf die Bewegung des Atems im Körper oder den Luftzug des Atems an den Nasenrändern. Wiederholen Sie dies mindestens 10–15-mal.

Variante: Zählen Sie beim Einatmen bis 3, beim Ausatmen bis 5 oder 6, wenn das noch bequem möglich ist. Mit zunehmender Beruhigung können Sie die Atemzeiten weiter verlängern. Das innerliche Zählen verstärkt die Konzentration und die Beruhigung des Geistes.

Yoga-Vollatmung (in Stufen)

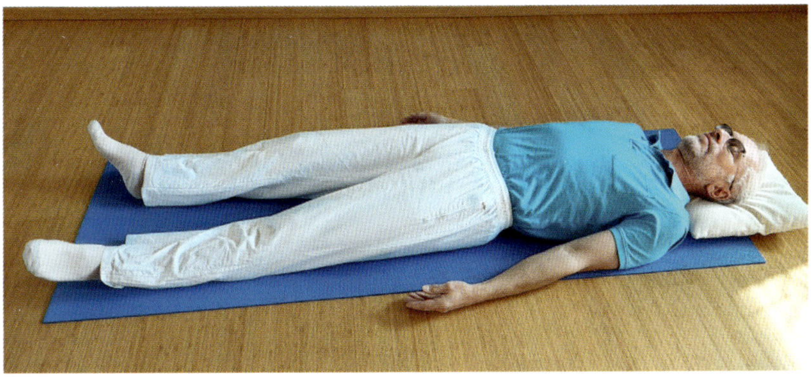

Abb. 23: Rückenentspannungslage

Wirkung: Verbesserte Atemwahrnehmung, Verlängerung des Atems, Atemlenkung und dadurch -kontrolle. Dadurch wird eine Beruhigung des gesamten vegetativen Nervensystems erzielt.

Begeben Sie sich in Rückenlage. Stellen Sie beide Beine ungefähr mattenbreit unterhalb vom Gesäß auf. Die Arme liegen neben dem Körper. Lassen Sie nun die Knie aneinander sinken. Legen Sie zunächst Ihre Hände auf Ihren Unterbauch, die Fingerspitzen berühren sich, während die Handballen nach außen zeigen. Atmen Sie nun tief durch die Nase in Ihren Unterbauch ein. Vielleicht ist die Vorstellung nützlich, dass der Atem in Ihre Hände fließt, wie in ein dafür vorgesehenes Gefäß. Atmen Sie vom Unterbauch ausgehend auch wieder aus. Wiederholen Sie das einige Male (ca. 10–15-mal).

Legen Sie dann Ihre Hände auf die gleiche Weise von oben auf Ihre unteren Rippenbögen. Atmen Sie nun tief in Ihre unteren Rippen ein und von da wieder aus. Auch das wiederholen Sie einige Male. Dann legen Sie die Hände auf Ihre Schlüsselbeine und atmen tief in die Schlüsselbeingegend ein und von dort wieder aus. Auch dies wird mehrere Male wiederholt.

Zum Schluss legen Sie die Hände noch einmal auf den Unterbauch und atmen hier noch einige Male bewusst ein und aus. Lösen Sie dann die Hände und strecken Sie die Beine eines nach dem anderen wieder aus. Spüren Sie noch einen Moment nach.

Wechselatmung (vereinfacht einseitig, dann zweiseitig)

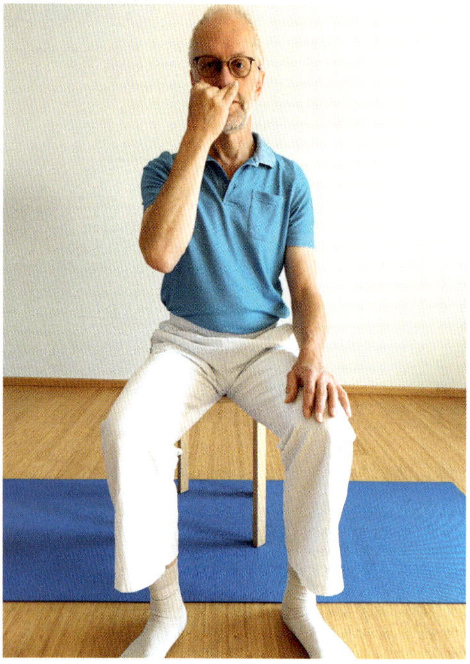

Abb 24: Wechselatmung

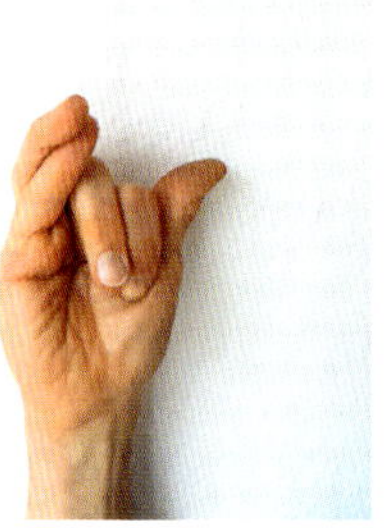

Abb. 24a

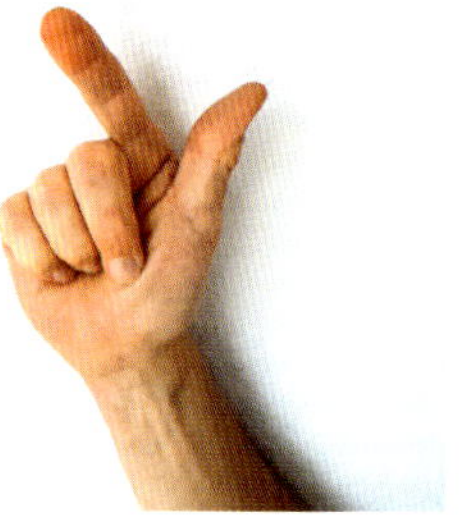

Abb. 24b

Wirkung: Beruhigung des Geistes, Atemverlängerung und -kontrolle, Förderung der Konzentration, Ausgleich zwischen rechts und links, aktiv und passiv.
Achtung: Bei Asthmatikern kann es zu Ängsten durch Atemnot kommen. Auch Atemwegserkrankungen können die Übung stark beeinträchtigen.

Nehmen Sie einen aufrechten Sitz ein, entweder auf einem Meditationskissen oder auf einem Hocker (Abb. 24). Wenn Sie das Meditationskissen gewählt haben, kreuzen Sie die Beine oder setzen sich in den Fersensitz. Unterstützen Sie Ihre Beine bei Bedarf mit Kissen oder gefalteten Decken. Wenn Sie auf einem Hocker sitzen, sollten die Beine und Füße im 90°-Winkel zueinander stehen und die Füße beide den Boden berühren. Nun kippen Sie das Becken leicht nach vorne und heben das Brustbein an, so dass die Wirbelsäule sich aufrichtet. Die Schultern sind möglichst entspannt. Beide Hände liegen locker auf den Oberschenkeln. Atmen Sie nun einige Male natürlich und bewusst ein und aus. Heben Sie dann den rechten Unterarm und lehnen Sie ihn am Brustkorb an. Verschließen Sie nun mit dem Daumen Ihr rechtes Nasenloch. Zeige- und Mittelfinger können Sie dabei auf die Handinnenfläche klappen (Abb. 24a) oder Sie nutzen einfach Daumen und Zeigefinger (Abb. 24b). Atmen Sie tief durch das linke Nasenloch ein, halten Sie die Luft eine kleine Weile an, atmen Sie dann durch das Nasenloch vollständig und gleichmäßig wieder aus. Der Ausatem sollte länger sein als der Einatem. Es empfiehlt sich beim Einatmen und Luftanhalten bis 4 und beim Ausatmen bis 6 oder 8 zu zählen. Wiederholen Sie diesen Vorgang 10–15-mal, bevor Sie das Nasenloch wechseln.

Wenn Sie gut geübt sind, können Sie die Nasenlöcher bei **jedem** Atemzug wechseln. Einatmen links (rechtes Nasenloch zuhalten), Ausatmen rechts (linkes Nasenloch zuhalten), wieder einatmen rechts und ausatmen links usw.

Vorwiegend aktivierend / stärkend

Hier finden Sie Übungen, die sich besonders eignen, um den inneren Energiefluss anzuregen, zur Stärkung des Selbstvertrauens, der Antriebssteigerung und der Erfahrung von äußerer und innerer Stärke. Sie sind also besonders sinnvoll im Einsatz bei Störungen des depressiven Formenkreises und Selbstwertstörungen.

Der „Atemtanz" oder die acht Bewegungen der Wirbelsäule

Wirkung: Spontane Aktivierung und Vitalisierung. Auf Dauer Steigerung der Energie und Beweglichkeit (auch im übertragenen Sinn).
Achtung: Bei akuten Rücken- und Ischiasbeschwerden ist Vorsicht geboten, ebenso bei akuten Schulterbeschwerden. Hier kann mit gebeugten Beinen und ohne Anheben der Arme geübt werden.

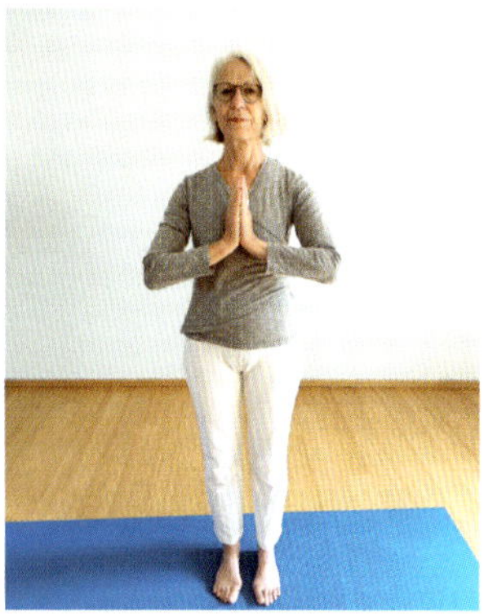

Abb. 25

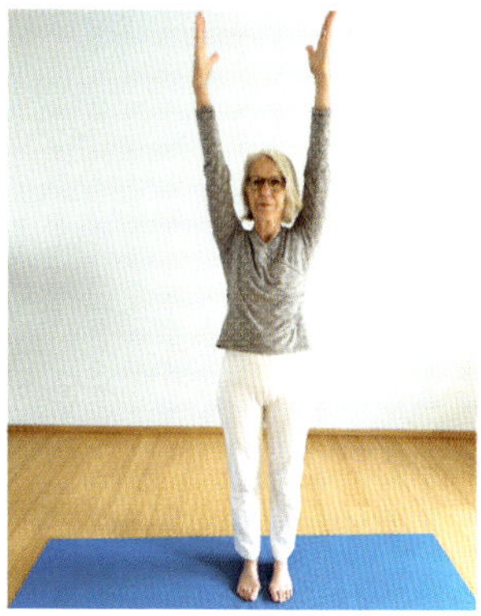

Abb. 26

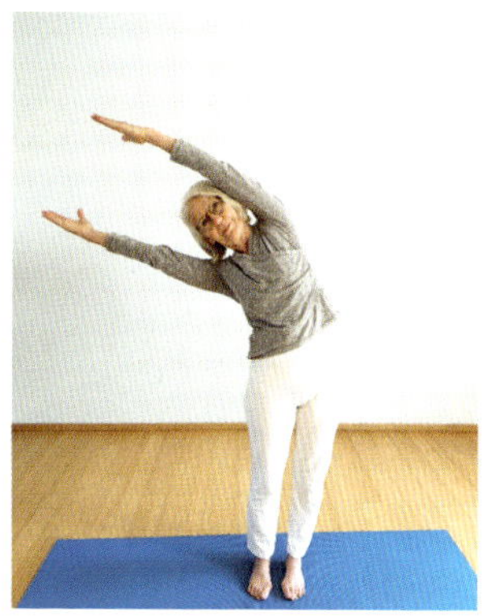

Abb. 27

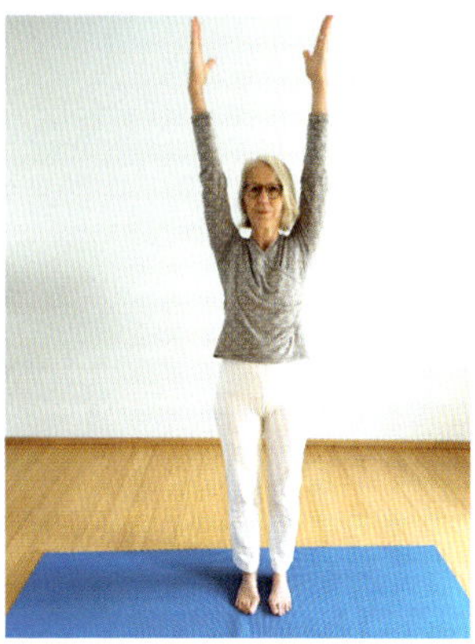

Abb. 28

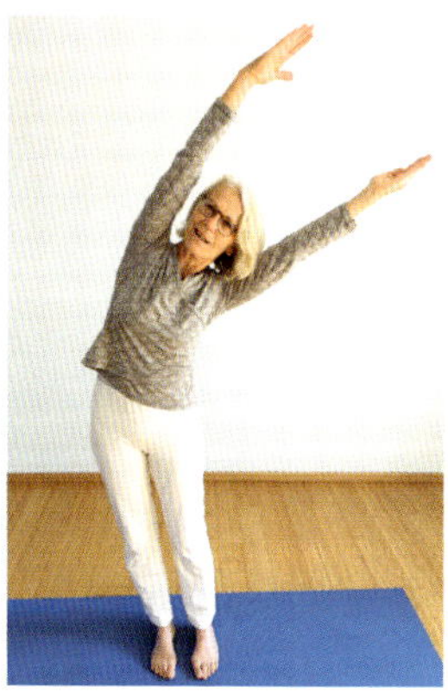

Abb. 29

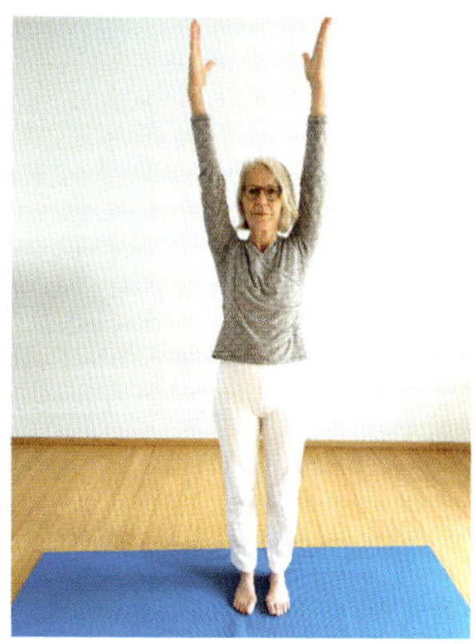

Abb. 30

Stehen Sie ungefähr hüftbreit auf der Matte. Falten Sie die Hände in Gebetshaltung vor der Brust (Abb. 25). Heben Sie nun einatmend über vorne Ihre Arme gestreckt über Ihren Kopf (Abb. 26), ausatmend lassen Sie Ihre Schultern sinken. Einatmend beugen Sie sich mit erhobenen Armen über die Seite nach rechts (Abb. 27), ausatmend wieder zurück in die Mitte (Abb. 28). Dabei achten Sie darauf, dass sich Ihr Becken möglichst nicht mitdreht. Nun einatmend nach links (Abb. 29) und ausatmend zurück in die Mitte (Abb. 30).

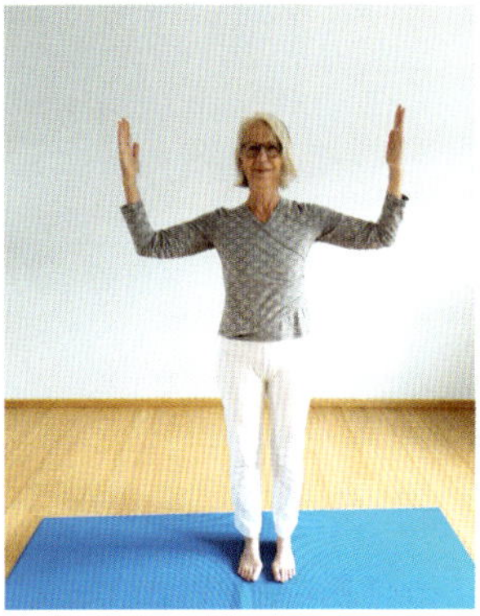
Abb. 31

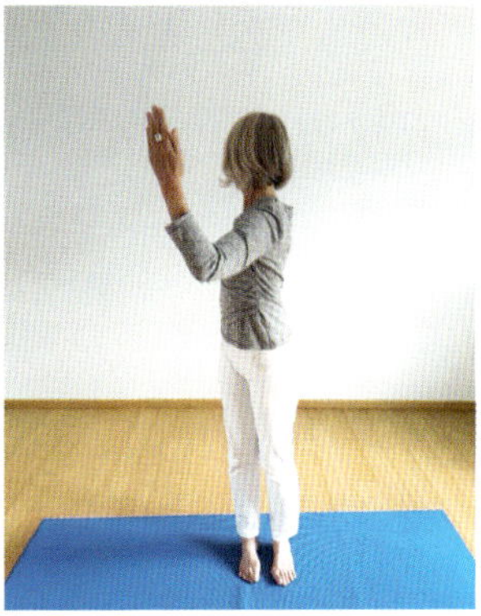
Abb. 32

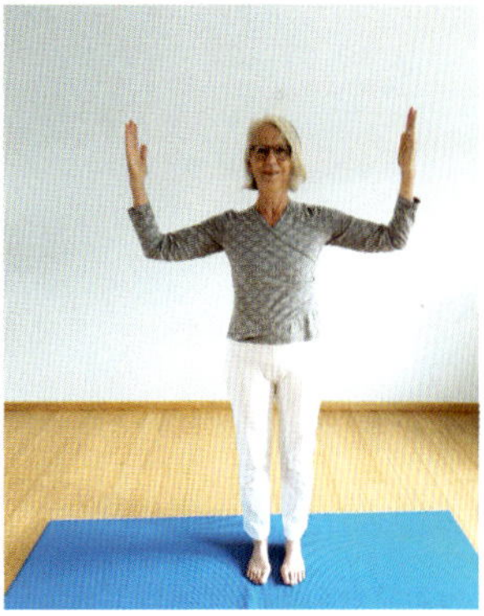
Abb. 33

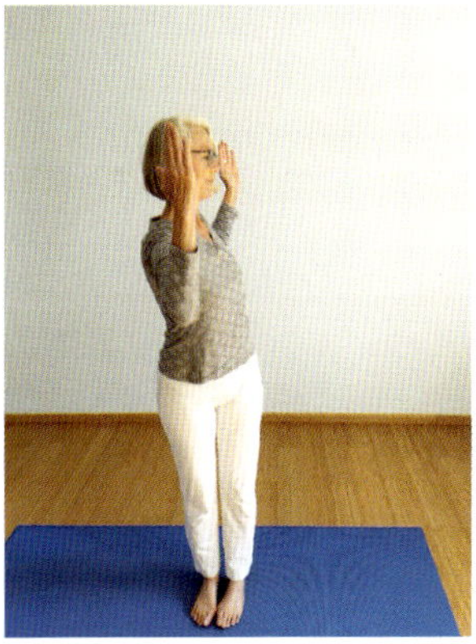
Abb. 34

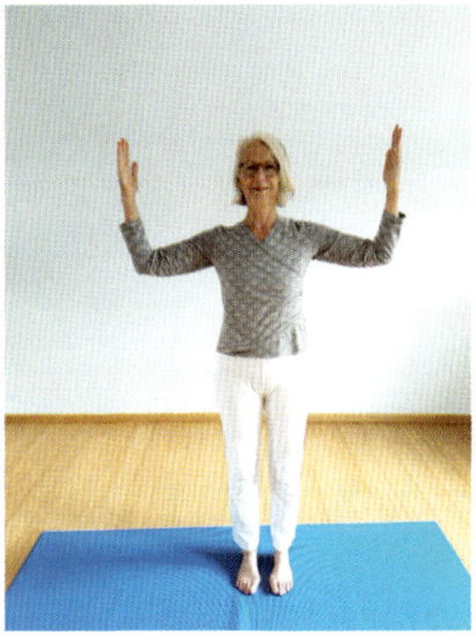
Abb. 35

Beim nächsten Einatmen bringen Sie die Arme in „Armleuchterstellung" (Abb. 31) und drehen sich damit ausatmend nach rechts (Abb. 32), einatmend in die Mitte (Abb. 33) und wieder ausatmend nach links (Abb. 34). Einatmend geht es zurück zur Mitte (Abb. 35).

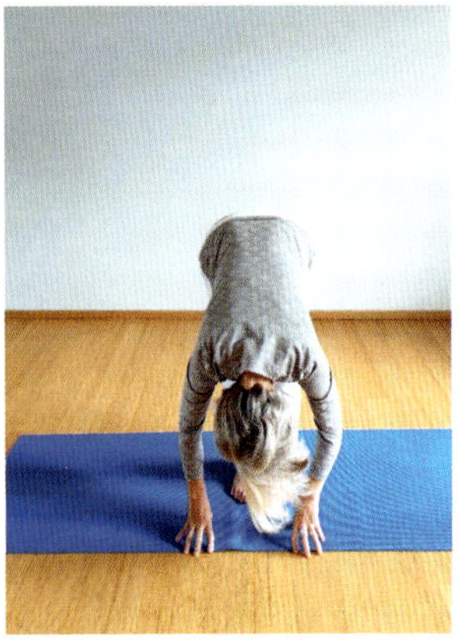

Abb. 36

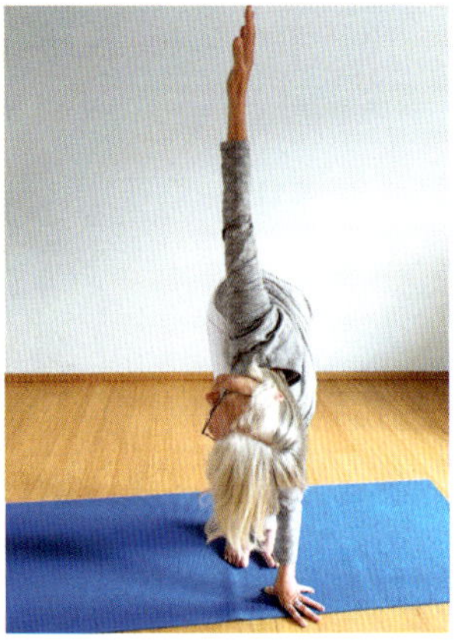

Abb. 37

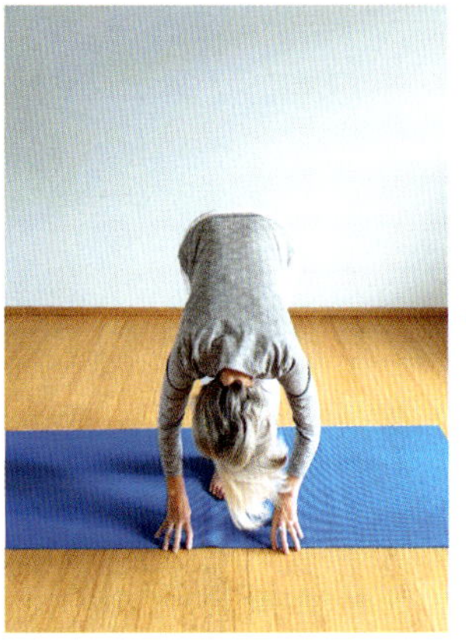

Abb. 38

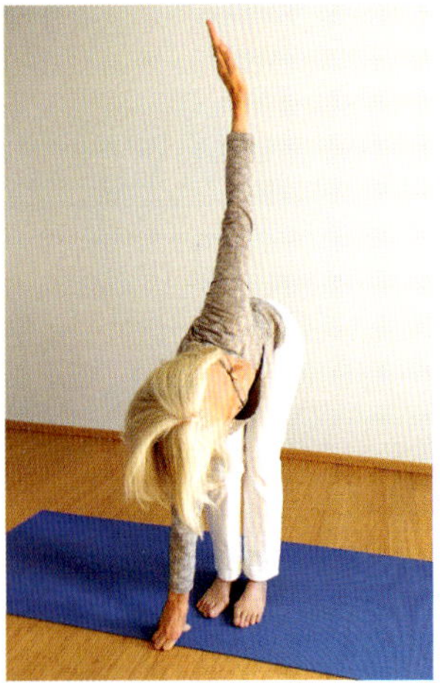

Abb. 39

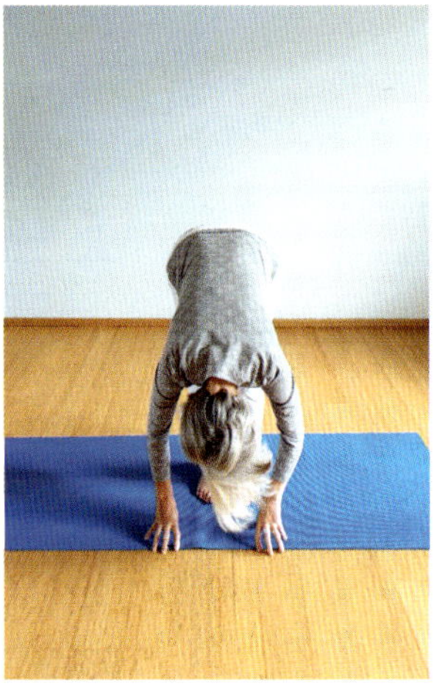

Abb. 40

Ausatmend beugen Sie sich nach vorne unten, die Knie sind dabei leicht gebeugt, die Arme hängen nun locker herab (Abb. 36). Einatmend heben Sie den rechten Arm über die Seite nach oben Richtung Decke, der Oberkörper dreht sich dabei mit, der Blick folgt (Abb. 37). Ausatmend geht es zurück zur Mitte (Abb. 38). Sie wiederholen das auf der linken Seite (Abb. 39 und 40).

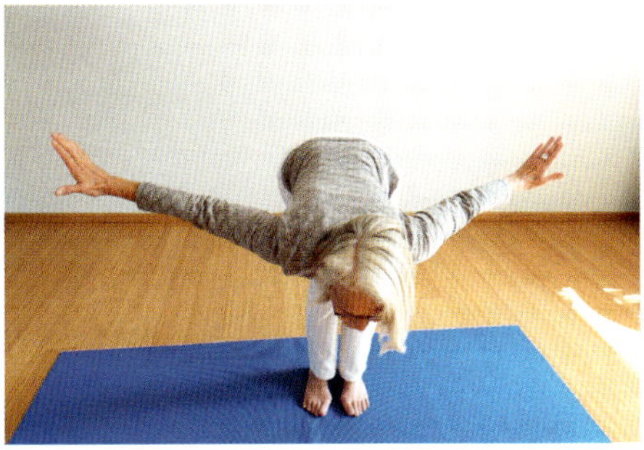

Abb. 41

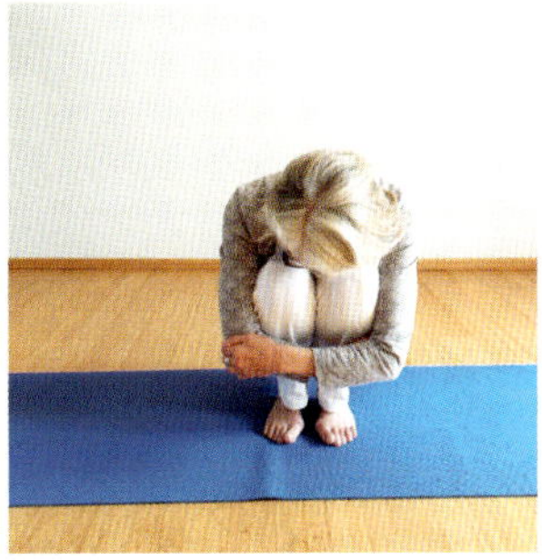

Abb. 42

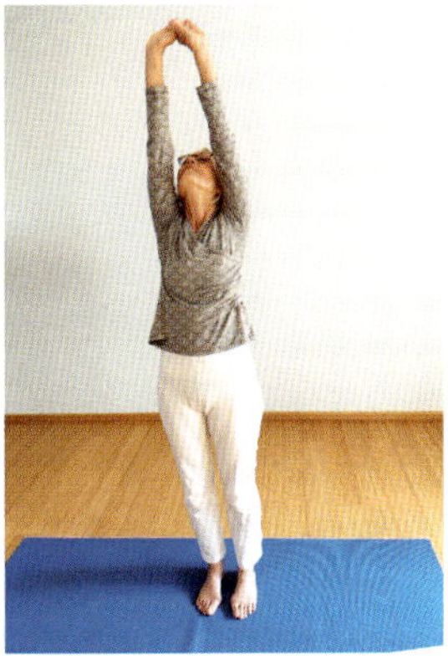

Abb. 43

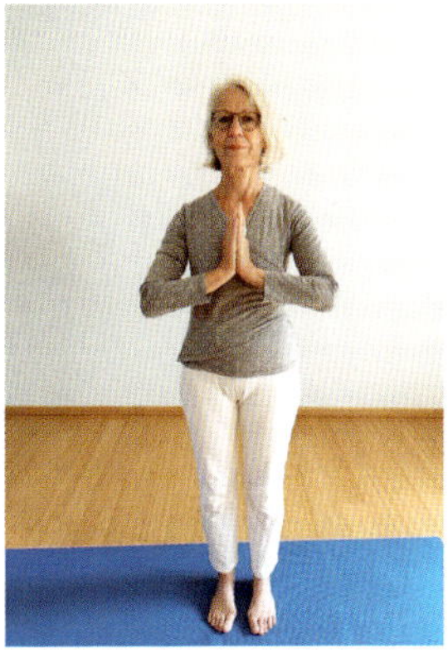

Abb. 44

Abb. 25–44: Die acht Bewegungen der Wirbelsäule oder der „Atemtanz“

Nun beugen Sie einatmend Ihre Knie und legen den Oberkörper mit gestrecktem Rücken auf den Oberschenkeln ab (oder deuten das an, falls Sie nicht so tief kommen). Die Arme heben Sie dabei über die Seite auf Schulterhöhe, Kopf und Gesäß sind nach vorne bzw. hinten gestreckt (Abb. 41). Ausatmend gehen Sie nun in eine möglichst tiefe Hocke und umschlingen dabei mit den Armen die Beine (Abb. 42). Wenn eine tiefe Hocke nicht möglich ist, können Sie die Hocke nur andeuten, oder die Fersen anheben. Einatmend richten Sie sich mit erhobenen Armen wieder auf in eine leichte Rückbeuge (Abb. 43) und ausatmend bringen Sie die Arme über die Seite nach unten bis zur Brust und falten die Hände vor dem Brustbein zum „Namaste“ (Gebetshaltung) (Abb. 44).
Wiederholen Sie diesen kompletten Ablauf 3–5-mal.

Held 1 (Krieger)

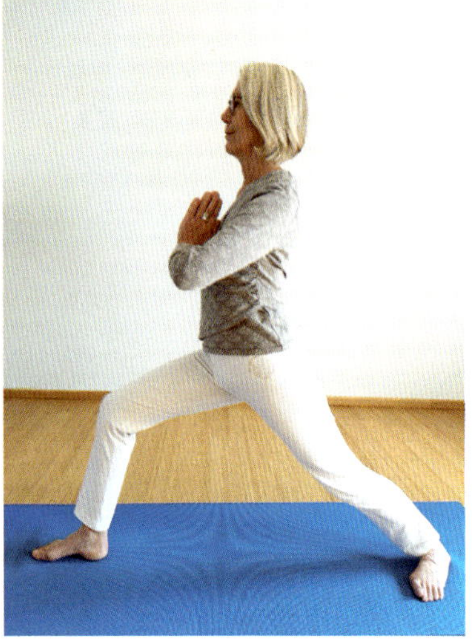

Abb. 45: Held 1 mit Gebetshaltung

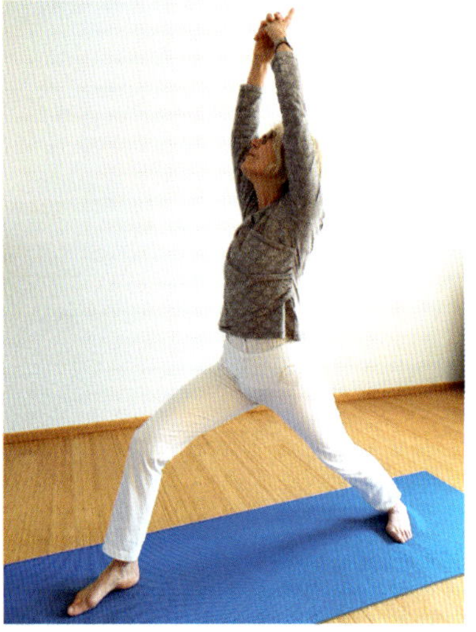

Abb. 46: Held 1 mit erhobenen Armen

Wirkung: Entwicklung von Kraft und Standfestigkeit, Selbstkontrolle und Selbstwirksamkeit. Erweiterung des Atemraumes und dadurch des Atemvolumens.
Achtung: Bei Schulterproblemen die Arme nur auf Schulterhöhe anheben.
Affirmation: z. B. „Ich bin mutig und stark."

Stellen Sie sich in einen weiten Ausfallschritt auf die Matte, beide Hüftknochen sind parallel nach vorn ausgerichtet. Beugen Sie nun das vordere Bein so weit wie möglich, das Knie sollte jedoch nicht über das Fußgelenk ragen. Strecken Sie das hintere Bein durch und pressen Sie beide Fußaußenkanten fest in den Boden. Bringen Sie nun die Hände in die Gebetshaltung vor die Brust (Abb. 45). Wieder einatmend heben Sie die Arme mit verschränkten Händen (die Zeigefinger sind dabei nach oben gestreckt) im weiten Bogen über vorne über Ihren Kopf. Wenn es angenehm ist, können Sie dabei in eine leichte Rückbeuge gehen. Der Blick geht nach vorn oder zur Decke (Abb. 46).
Alternativ (z. B. bei Schulterbeschwerden) können Sie die Arme auch auf Schulterhöhe zur Seite oder nach vorne strecken. Die Handflächen zeigen dann Richtung Boden.

Held 2 (Bogenschütze)

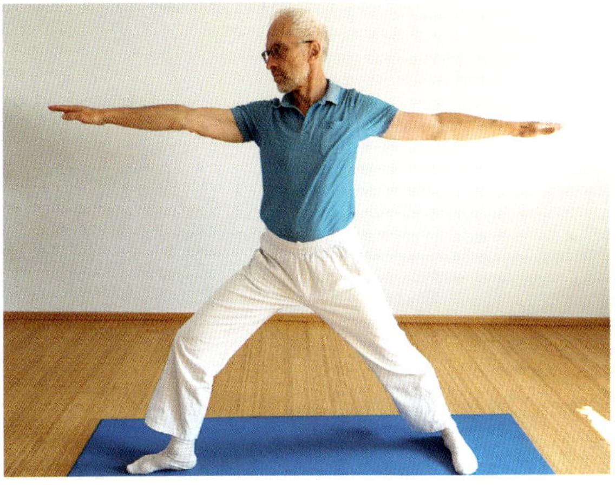

Abb. 47: Held 2 oder „Bogenschütze“

Wirkung: Entwicklung von Kraft und Standfestigkeit, Weitung des Brustraumes und dadurch Steigerung des Atemvolumens, Entwicklung von Zielgerichtetheit und Klarheit.
Achtung: Bei Knieproblemen weniger tief gehen.
Affirmation: z. B. „Mit Ausdauer und Geduld erreiche ich mein Ziel.“

Stellen Sie sich in einen weiten Grätschschritt auf die Matte, dabei sind möglichst beide Füße parallel. Drehen Sie zunächst den rechten Fuß 90° nach außen. Ziehen Sie gedanklich von der Mitte des linken Fußes eine Linie zum rechten Fuß. Die rechte Ferse sollte ungefähr auf dieser Linie stehen. Schauen Sie nach rechts, richten Sie Ihre Hüfte nach rechts aus und beugen Sie dann Ihr rechtes Knie. Achten Sie hier darauf, dass das Knie nicht weiter nach vorne ragt als Ihr Fußgelenk. Drehen Sie das rechte Knie leicht nach außen. Das linke Bein ist durchgestreckt und die linke, hintere Pobacke ist angespannt. Nun heben Sie beide Arme seitlich auf Schulterhöhe, die Hände sind gestreckt. Die Handflächen zeigen parallel zum Boden oder aufgestellt mit den Daumen nach oben. Der Blick geht über die rechte Hand zu einem vorgestellten Ziel (Abb. 47). Verweilen Sie ruhig atmend einige Atemzüge. Dabei lassen Sie sich immer mehr in die Haltung hineinsinken, ohne die Muskelspannung zu reduzieren. Üben Sie die andere Seite in gleicher Weise.

Große Krafthaltung oder „die Mächtige“

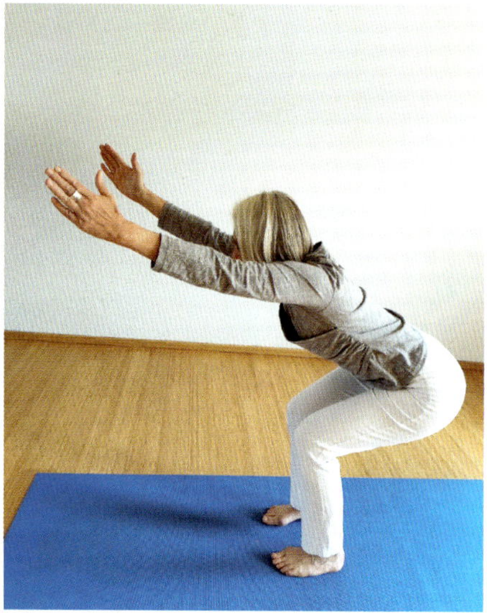

Abb. 48: Große Krafthaltung oder „die Mächtige“

Wirkung: Erleben von Kraft und Durchhaltevermögen, Standfestigkeit, Selbstkontrolle, Vertiefung der Atmung und Anregung des Kreislaufs, dadurch Erhöhung des Vitalitätsgefühls.
Achtung: Zu Beginn kann es bei Knie- und Rückenproblemen zu Beschwerden kommen. Nach längerem Üben tritt jedoch eine Kräftigung ein.
Affirmation: z. B. „Ich bin kraftvoll und lebendig.“

Stellen Sie sich auf die Matte, die Füße sind dabei hüftbreit auseinander und möglichst parallel. Heben Sie nun einatmend die gestreckten Arme über Ihren Kopf, die Handflächen schauen sich an. Beugen Sie dann die Beine und pressen Sie die Fußaußenkanten fest in den Boden. Die Knie sollten parallel bleiben und nicht über die Fußgelenke ragen. Bringen Sie nun das Gesäß nach hinten und unten. Die Wirbelsäule ist so gestreckt wie möglich (Abb. 48). Entspannen Sie Ihre Schultern, während Sie die Kraft in Ihren Oberschenkeln spüren. Atmen Sie ruhig ein und aus und verweilen Sie einige Atemzüge, während Sie sich immer weiter nach unten sinken lassen.

Planke

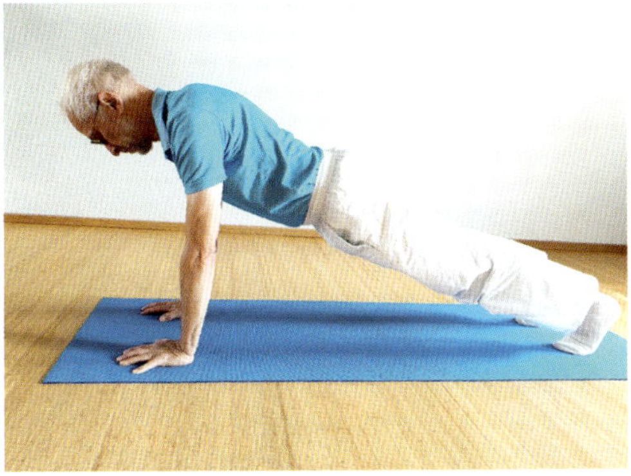

Abb. 49: Planke

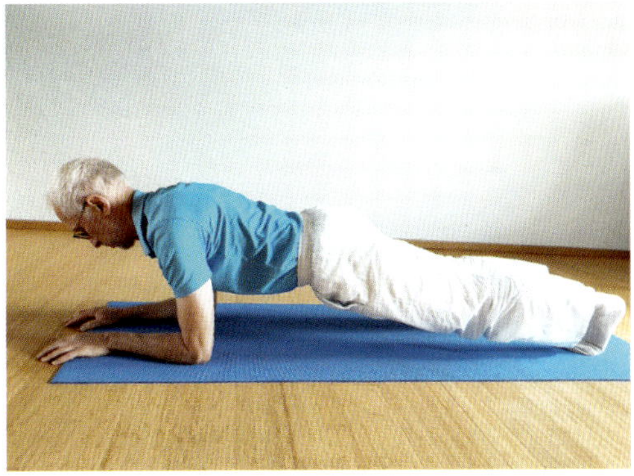

Abb. 50: Planke, Variation auf den Unterarmen

Wirkung: Vertiefung der Atmung, Stärkung von Kraft und Durchhaltevermögen, Erzeugung des Gefühls von Stabilität.
Achtung: Vorsicht bei Sehnenscheidenentzündung, akuten Schulter- oder Handgelenksproblemen.
Affirmation: z. B. „Ich spüre meine Kraft."

Kommen Sie in den Vierfüßlerstand. Drehen Sie die Ellbogenbeugen nach vorne, um Ihre Arme zu stabilisieren. Spannen Sie den Beckenboden an und strecken Sie ein Bein nach dem anderen nach hinten aus. Stellen Sie dabei die Zehen auf (Abb. 49). Spannen Sie nun den ganzen Körper so fest an wie möglich. Das Becken sollte weder durchhängen noch nach oben ausweichen – der Körper bildet eine durchgängige Linie, während Sie fortwährend mit den Handballen in den Boden drücken; die Schultern ziehen dabei weg von den Ohren. Atmen Sie ruhig durch die Nase. Verweilen Sie einige Atemzüge in dieser Haltung.
Variante: Wenn Ihnen diese Übung zu viele Schwierigkeiten bereitet, legen Sie die Knie auf oder stützen Sie sich auf Ihre Unterarme anstelle der Hände (Abb. 50).

Stabsitz

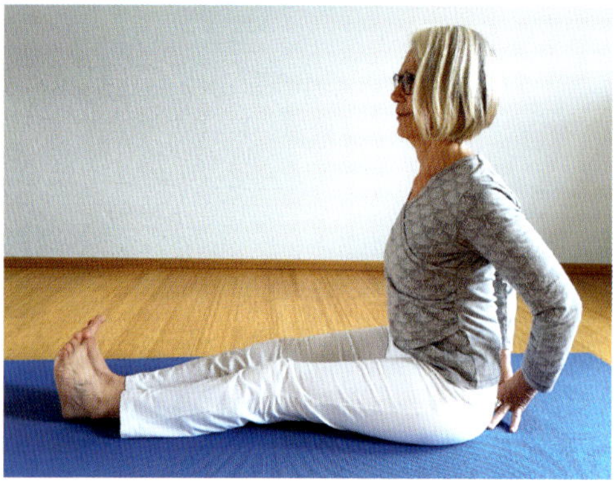

Abb. 51: Stabsitz

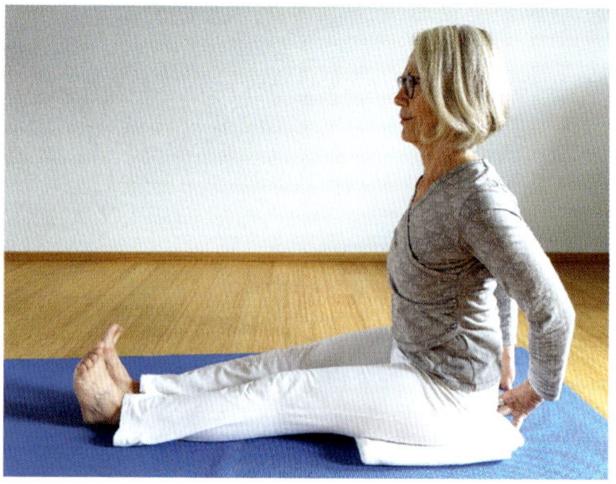

Abb. 52: Stabsitz, Variation

Wirkung: Erleben von Kraft und Selbstkontrolle, Verbesserung der Aufrichtung.

Achtung: Vorsicht bei degenerativen Wirbelsäulenerkrankungen. Wenn Schwierigkeiten beim Aufrechtsitzen auftreten, kann eine gefaltete Decke unter das Gesäß gelegt werden. Bei verkürzten Beinmuskeln kann eine gerollte Decke unter die Knie gelegt werden.

Affirmation: z. B. „Stärke und Kraft wohnen in mir."

Setzen Sie sich mit lang gestreckten Beinen mit aufgerichteter Wirbelsäule auf die Matte, möglichst im 90°-Winkel zwischen Beinen und Rücken. (Abb. 51). Wenn Sie möchten, können Sie sich auf eine gefaltete Decke setzen (Abb. 52). Ebenso können Sie eine gerollte Decke zur Unterstützung unter die Knie legen. Ziehen Sie nun, wenn möglich, die Zehen Richtung Nase. Richten Sie die Wirbelsäule vollständig auf. Bringen Sie Ihre Hände hinter dem Gesäß auf den Boden. Die Fingerspitzen zeigen zum Gesäß und drücken in den Boden. Versuchen Sie, die ganzen Handflächen dem Boden anzunähern. Ziehen Sie die Schultern weg von den Ohren und zum Boden hin. Die Ellbogen dürfen gebeugt sein. Ziehen Sie Ihr Kinn Richtung Brust, der Nacken bleibt dabei lang. Richten Sie den Rücken maximal auf, während Sie gleichzeitig beide Beine so fest wie möglich auf den Boden drücken. Atmen Sie ruhig und entspannt. Bleiben Sie einige Atemzüge in der Haltung.

Vorwiegend konzentrationsfördernd

Zur Förderung von Gedankenkontrolle und Achtsamkeit eignen sich die Übungen in diesem Abschnitt. Sie sind insbesondere dann als Unterstützung einzusetzen, wenn die KlientIn unter Aufmerksamkeitsproblemen, Zerstreutheit, Grübelzwang, Gedankenspiralen und/oder aufdringlichen dysfunktionalen Gedanken leidet.

Die Wirkungen der Übungen, zu beachtende Einschränkungen, ggf. Affirmationen und beispielhafte wörtliche Anleitungen sind im Kapitel 4.1 unter „Vorwiegend beruhigend" ausgeführt.

Berg

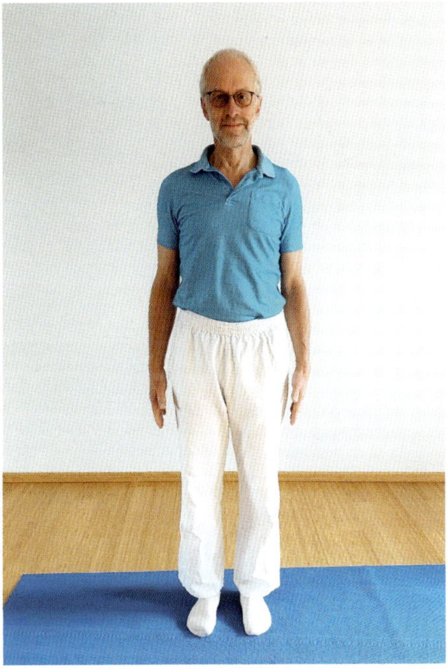

Abb. 53: Berghaltung

Baum

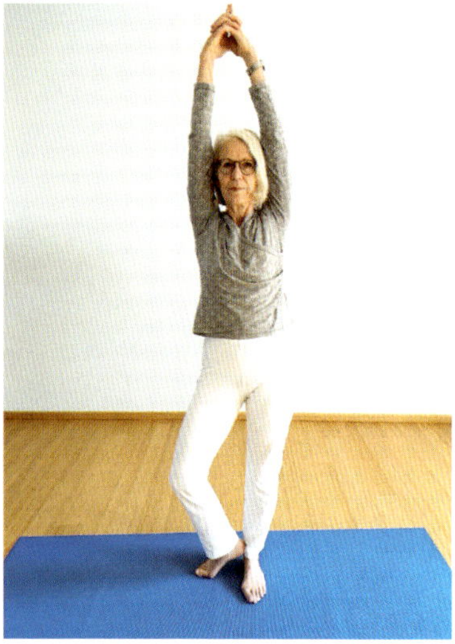

Abb. 54: Baum

Drehsitz

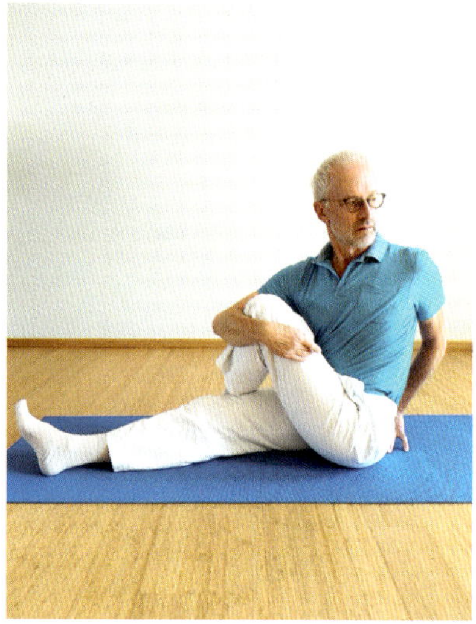

Abb. 55: Drehsitz

Wechselatmung (einseitig)

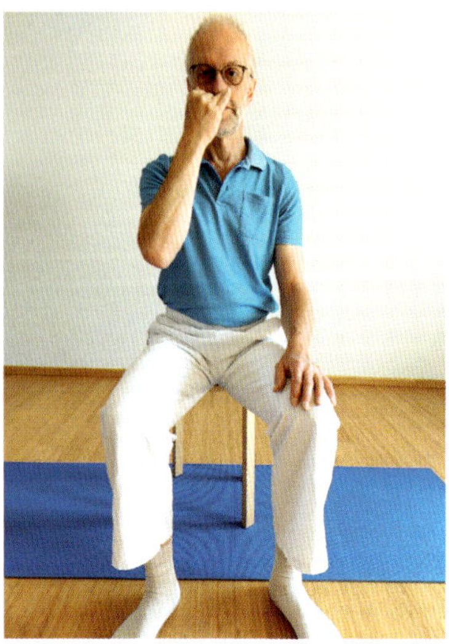

Abb. 56: Wechselatmung

Yoga-Vollatmung

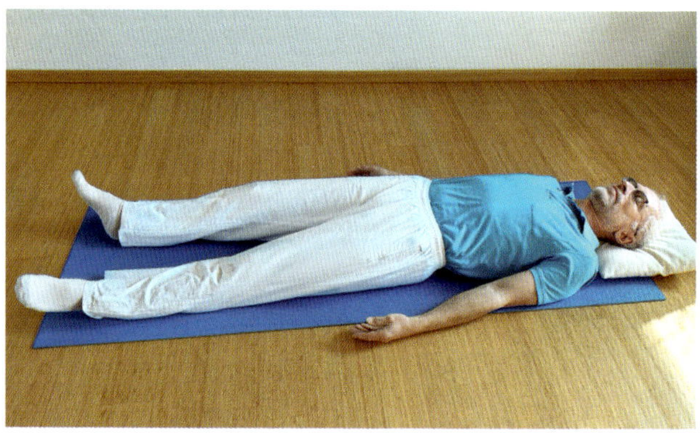

Abb. 57: Rückenentspannungslage / Yoga-Vollatmung

4.2 Imaginative und meditative Techniken

Im Yoga gibt es eine Vielzahl von imaginativen und meditativen Techniken, die an die Imaginationsübungen der Psychotherapie erinnern. Ziel ist auch hier das Erreichen eines entspannten, achtsamen Zustands und damit eine Minderung der Folgen leidvoller Erfahrungen und Schmerzen.

Diese Übungen können größtenteils sowohl im Liegen in der Rücken- oder Bauch-Entspannungslage als auch im Therapiesessel ausgeführt werden.

Der Bodyscan

Wirkung: Steigerung der Körperwahrnehmung und der Achtsamkeit, Ruhigwerden des Geistes durch Gedankenkontrolle und damit Ankommen im „Hier und Jetzt".
Achtung: Bei Menschen mit Körperwahrnehmungsstörungen kann diese Übung unangenehme Emotionen hervorrufen!
Der Bodyscan ist eine klassische Wahrnehmungsübung, die es in vielen Varianten gibt (z. B. Esswein 2015). Hier ist unsere eigene Fassung, im Therapiesessel sitzend. Sie eignet sich auch gut als Einleitung für Imaginationsübungen wie etwa den „Wohlfühlort" oder hypnotherapeutische Trancen.

Bevor wir gleich mit unserer kleinen Reise durch den Körper starten, schauen Sie erst, dass Sie bequem in Ihrem Sessel sitzen. Nehmen Sie sich einen Moment Zeit dafür ...
Sie können gern die Augen schließen. [Falls die KlientIn die Augen offen lässt:] Wenn Ihnen das unangenehm ist, senken Sie Ihren Blick so, dass Sie nicht abgelenkt werden. Lassen Sie in den nächsten Minuten alle Wahrnehmungen zu, möglichst ohne sie zu bewerten. Immer, wenn Sie abgelenkt ist, holen Sie sich sanft und freundlich wieder zurück.
Nun richten Sie Ihre Aufmerksamkeit allmählich auf Ihre Füße und spüren den Kontakt mit dem Boden ... Wandern Sie langsam aufwärts zu den Knöcheln ... den Waden und Schienbeinen ... den Knien ... Nehmen Sie den Winkel zwischen den Unter- und den Oberschenkeln wahr ...
Dann kommen Sie zu dem Punkt, an dem die weiche Sesselkante spürbar wird ... und nehmen wahr, wie Sie mit Ihrem Gewicht eine kleine Vertiefung in den Sessel drücken. Vielleicht können Sie die Form dieser Vertiefung innerlich sehen ...

Wenn Sie mit Ihrer Aufmerksamkeit weiter hochgehen, gibt es da ganz unten im Rücken vielleicht einen Bereich, der den Sessel nicht berührt ... bevor Sie dann langsam Ihre Wirbelsäule entlang hochwandern ... und wieder diese kleine Vertiefung im Sessel wahrnehmen, die durch Ihr Gewicht entsteht ...
Spüren Sie, wie Ihre Schultern sich jetzt anfühlen. Wenn Sie noch Spannung darin wahrnehmen, dann ist es vielleicht gut, sie noch etwas sinken zu lassen ...
Gehen Sie langsam in Ihre Arme hinein: erst die Oberarme ... die Ellbogen ... spüren Sie die Berührung der Ellbogen mit den Sessellehnen ... und gehen über die Handgelenke ... in die Hände hinein ... Nehmen Sie die Innen- und die Außenflächen Ihrer Hände wahr ... die Wärme oder Kühle dort ... Und vielleicht können Sie jetzt sogar jeden Finger einzeln spüren, ohne sie dabei bewegen zu müssen ...
Dann nehmen Sie noch einmal Ihre Hände und Arme als Ganzes wahr und spüren deren Gewicht und Wärme ... bevor Sie über die Schultern zurück Ihre Aufmerksamkeit nun auf den Nacken richten ... Der Hinterkopf drückt wieder eine kleine Delle in den Sessel ... und Sie kommen zum Scheitel, dem obersten Punkt ihres Körpers ...
Gehen Sie von dort zu Ihrer Stirn und nehmen wahr, ob die Gedanken dahinter vielleicht schon ein wenig ruhiger geworden sind ... Von dort zu Ihren Augen ... Fühlen Sie, wie die Augenlider die Augäpfel sanft bedecken ... zu den Schläfen ... Ihren Wangen ... Lippen ... Wenn Sie dort noch Spannung spüren, lassen Sie die Lippen weich werden und legen Ihre Zunge sanft nach unten in den Mundraum zurück ...
Spüren Sie jetzt Ihren Atem ... Vielleicht können Sie wahrnehmen, dass die Luft beim Einatmen kühler ist als bei der Ausatmung ... Und Sie merken, wie sich Brust und Bauch langsam heben und senken. Lassen Sie sich Zeit dabei ...
[Wenn jetzt keine Weiterführungen wie etwa Imaginations- oder Atemübungen mehr vorgesehen sind, dann kann der Bodyscan abgeschlossen werden.]
Richten Sie Ihre Aufmerksamkeit darauf, was sich in Ihrem Körper, in Ihren Gedanken oder Gefühlen verändert hat im Vergleich zum Beginn Ihrer kleinen Reise ... Dann kommen Sie langsam wieder zurück ... Atmen Sie etwas tiefer, bewegen sanft, dann stärker die Hände ... die Füße ... [lauter:] und dann strecken und räkeln Sie sich kräftig, öffnen die Augen ... und kommen wieder hier im Raum an.

Konzentration auf den Stirnraum

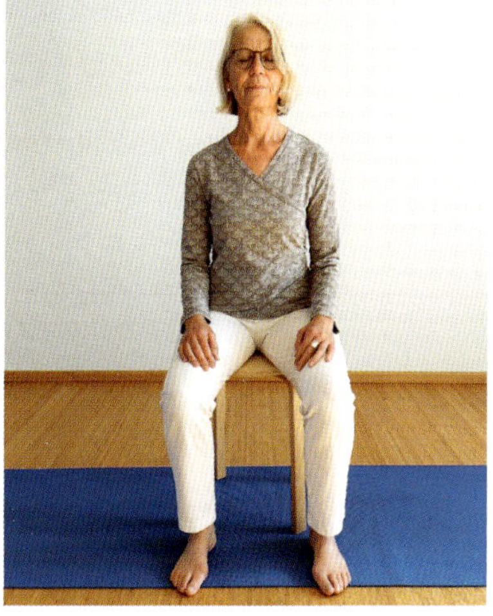

Abb. 58: Sitzhaltung für die „Konzentration auf den Stirnraum“

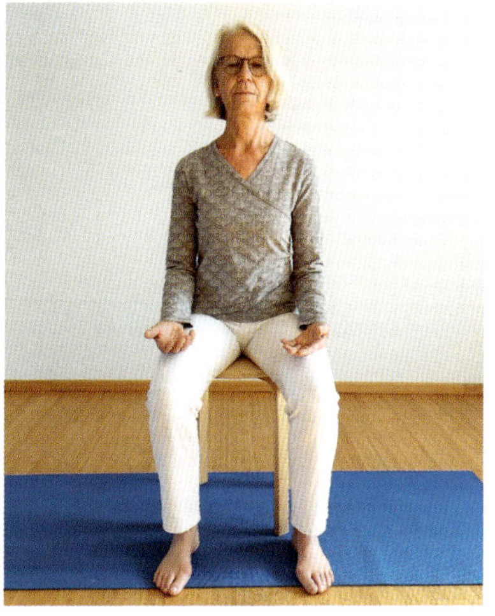

Abb. 59: Variation Sitzhaltung

Wirkung: Förderung von Konzentration, Beobachten und Loslassen von Gedanken, Zentrierung, inneres Stillwerden.

Setzen Sie sich in eine aufrechte Haltung auf einen Hocker. Kippen Sie Ihr Becken leicht nach vorne, so dass die Wirbelsäule sich von allein aufrichtet. Sie sitzen nun auf beiden Sitzhöckern. Ziehen Sie Ihr Kinn auf die Brust und Ihren Nacken lang. Legen Sie beide Hände locker auf Ihre Oberschenkel. Die Handflächen können nach unten (Abb. 58) oder oben (Abb. 59) zeigen. Schließen Sie die Augen. Nun konzentrieren Sie sich auf den Punkt ungefähr in der Mitte Ihrer Stirn, etwas über Ihren Augenbrauen („Drittes Auge“) und atmen Sie in Ihrer Vorstellung durch diesen Punkt ein. Beim Ausatmen stellen Sie sich vor, dass Sie alle Gedanken hinter Ihrer Stirn wegstreichen. Üben Sie diese Vorstellung einige Minuten lang. Wenn Sie bemerken, dass Ihr Geist wandert, holen Sie ihn immer wieder freundlich und klar zurück zum gegenwärtigen Moment.

Die Beobachterübung

Wirkung: Bewusstmachen von Gedanken, Gefühlen und Stimmungen und dadurch die Möglichkeit der Distanzierung von ihnen. Veränderung der eigenen Perspektive, Lösen von inneren Verwicklungen.
Diese Übung ist inspiriert von der Übung „Innerer Beobachter" von Luise Reddemann (2006).

Setzen Sie sich in eine entspannte Position und schließen Sie Ihre Augen. Spüren Sie Ihren Körper auf der Unterlage und Ihre Füße auf dem Boden. Wenn Sie möchten, können Sie mit einem tiefen Ausatem Ihr ganzes Gewicht an die Unterlage abgeben. Richten Sie dann Ihre Aufmerksamkeit auf Ihren Atem und spüren Sie, an welchen Stellen Ihr Atem den Körper bewegt. Dort, wo Sie ihn am deutlichsten spüren, bleiben Sie einige Augenblicke mit Ihrer Aufmerksamkeit. Es gibt dabei nichts zu tun, nichts zu bewerten, alles ist gut so, wie es jetzt ist.
Wandern Sie nun aufmerksam durch Ihren ganzen Körper, von den Füßen bis zum Kopf und nehmen Sie dabei wahr, an welchen Stellen Ihr Körper die Unterlage berührt. Wie fühlen sich die einzelnen Körperstellen an? Gibt es irgendwo Verspannungen oder vielleicht Schmerzen? Gleichgültig, was Sie vorfinden, bewerten Sie es nicht, sondern betrachten Sie es achtsam und neugierig wie eine ForscherIn. Durch die Fähigkeit, den eigenen Körper zu beobachten, schaffen Sie jetzt eine kleine Distanz zu ihm. Sie sind nicht mehr damit identifiziert ... Wie verändert sich Ihre Einstellung zu Ihrem Körper dadurch vielleicht?
Nun bitte ich Sie, sich einmal ganz auf Ihr Denken zu konzentrieren. Das ist anfangs nicht leicht, aber vielleicht bemerken Sie, dass Sie nach einer Weile Ihre eigenen Gedanken tatsächlich beobachten können. Welche Qualität haben sie? Sind Sie eher in die Vergangenheit oder in die Zukunft, eher optimistisch oder eher negativ ausgerichtet? Gleichgültig, was Sie vorfinden, bewerten Sie es nicht. Lassen Sie die Gedanken einfach auf Ihrer „Inneren Leinwand" vorbei ziehen. Vielleicht wird Ihnen bewusst, dass Sie Ihren Gedanken nicht ganz ausgeliefert sind? Dass Sie sie eventuell verändern oder auch stoppen können?
Als Nächstes lade ich Sie ein, sich ganz auf Ihre Gefühle und Stimmungen zu konzentrieren. Vielleicht ist im Moment ein bestimmtes Gefühl oder eine bestimmte Stimmung im Vordergrund. Versuchen Sie, dies ganz genau wahrzunehmen und zu „betrachten", wieder ohne Bewertung

und ohne es verändern zu wollen. Vielleicht bemerken Sie, dass sich das Gefühl oder die Stimmung allein dadurch etwas verändert, stärker oder schwächer wird, oder auch ganz verschwindet …
Indem Sie die Vorgänge in Ihrem Inneren achtsam und ohne Bewertung wahrnehmen, wird Ihnen vielleicht deutlich, dass Sie nicht nur Ihr Körper, Ihre Gedanken, Gefühle und Stimmungen sind, sondern viel mehr. Sie können vielleicht sogar beobachten, dass Sie sich selbst beobachten. Dieser innere Anteil, der neutral wahrnimmt, was ist, kann Ihnen helfen, Distanz zum eigenen Denken und Fühlen zu entwickeln. Wir können ihn auch „den Inneren Zeugen“ oder „die Innere Zeugin“ nennen. Sie können diesen Anteil jederzeit nutzen, wenn Sie sich verstrickt oder verwirrt fühlen.
Mit dem nächsten tiefen Einatmen beenden Sie nun die Übung allmählich. Vielleicht stellen Sie sich zunächst den Raum vor, in dem Sie sich befinden, nehmen die Geräusche im Außen wahr, spüren die Füße auf dem Boden und die Unterlage unter dem Körper. Bewegen Sie dann Ihre Hände und Füße, vielleicht möchten Sie sich noch einmal ausgiebig dehnen und strecken, und öffnen Sie dann langsam Ihre Augen.

4.3. Weitere Beispiele der Integration von Yoga in einzelne Therapiesitzungen

Im nachfolgenden Kapitel geben wir weitere Beispiele aus unserer Arbeit, die veranschaulichen, wie Yoga konkret in einzelne Therapiestunden eingebunden werden kann. Auch hier haben wir die KlientInnen wie schon zuvor anonymisiert und biografische Angaben verändert, um eine Wiedererkennung auszuschließen.

Beispiel: Entspannung – Kind

Therapeut: Th. Richter

Herr T., 40 Jahre, berichtet in einer Sitzung wieder von **innerer Unruhe und Konzentrationsproblemen** bei der Arbeit. Er wirkt dabei gehetzt, redet schnell und ist sichtlich angespannt.

Wir hatten in der Sitzung davor schon den „Baum" (Abb. 6) eingeführt, der ihn dazu motivierte, hier „gerne noch mehr Yoga" machen zu wollen. Er habe schon das „Kind" (Abb. 22/23) zu Hause gemacht, aber auf YouTube gebe es so viele Varianten, da sei er sich nicht sicher.

Ich bitte ihn nach dem Ausrollen der beiden Matten, mir die Übung einmal vorzumachen, und schlage ihm einige Veränderungen in der Haltung vor. Da er mangels ausreichender Flexibilität den Fersensitz nicht bequem einnehmen kann und sein Kopf den Boden nicht erreicht, biete ich eine gefaltete Decke unter den Knöcheln an und schlage ihm vor, den Kopf auf den übereinanderliegenden Händen abzulegen. Dann ergänze ich die früher erarbeitete Affirmation „Ich bin ganz bei mir" und gebe die Anweisung, sich ganz in diese Position hineinsinken zu lassen.

Nach einigen Minuten sage ich ihm, er könne noch so lange in dieser Position bleiben, wie es sich für ihn richtig anfühle. Er kommt etwas später wieder hoch in den Fersensitz und sieht ganz anders aus: Lächelnd, mit entspannten Gesichtszügen meint er: „Das hat mir richtig gutgetan!"

Später in der Stunde ergänzen wir noch einen aktivierenden/stärkenden Teil (Planke mit Varianten, Abb. 49/50) und bauen aus Baum (Abb. 6), Kind (Abb. 21/22), Plankenvariationen und wieder Kind eine kleine individuelle Übungssequenz mit sowohl beruhigender als auch stärkender Wirkung, die er in seinen Alltag einbaut.

Beispiel: Beruhigung – verlängerte Ausatmung

Therapeut: Th. Richter

Fr. L., 55 Jahre, **komplexe PTBS und generalisierte Angststörung** nach sexuellem Missbrauch in der Kindheit und diversen weiteren Traumatisierungen.

In die 15. Stunde der bis dahin laufenden Kurzzeittherapie kommt sie sichtlich verstört. Es sei ihr schon einige Tage schlecht gegangen wegen des Jahrestages vom Unfalltod ihres Enkels. Vor zwei Tagen habe dann noch ihr Schwiegersohn einen schweren Autounfall gehabt. Er liege jetzt im Krankenhaus, sei aber stabil. Noch schlimmer seien jedoch ihre Gedanken und die Vorstellung, was passiert wäre, wenn er noch seine kleine Tochter mit im Auto gehabt hätte.

Sie wirkt stark erregt, ängstlich, atmet schnell und stoßartig (fast „Schnappatmung"), ihre Hände sind in ständiger unwillkürlicher Bewegung. Ich mache ihr den Vorschlag, dass wir hier etwas tun könnten, damit sie ruhiger wird, was sie gerne annimmt. Ich bitte sie, sich erst einmal „bequem hinzusetzen" und erkläre kurz, dass sie sich auf ihren Ausatem konzentrieren solle. Dann, so meine Anweisung, „versuchen Sie, das Ausatmen ein wenig länger" zu machen, was zu einer ersten leichten Beruhigung führt. Schließlich bitte ich sie, ihre Hände auf den Bauch zu legen und sich auf die Atembewegung dort zu konzentrieren; diese Anweisungen wiederhole ich mehrmals („lassen Sie sich Zeit beim Ausatmen").

Nach einigen Minuten beende ich die Übung, frage sie, wie es ihr jetzt geht: Sie sagt „viel ruhiger und insgesamt besser", was auch gut sichtbar ist. Auch ihre Hände sind jetzt wieder ruhig und ich schlage ihr vor, das so auch zu Hause zu üben.

In der nächsten Stunde wiederholen wir den verlängerten Ausatem. Dann ergänze ich das Zählen (Einatem bis 2, Ausatem bis 3, dann 4, erst laut von mir, dann sie allein innerlich) und erarbeiten die Vorstellung eines „Wohlfühlortes" am Schluss.

Später berichtet sie auf Nachfrage, sie mache das etwa „alle zwei Tage". Das wirke „sehr beruhigend". Zwar halte diese Wirkung immer nur etwa eine Stunde an, aber „das sei schon ganz viel wert".

Beispiel: Gedankenberuhigung – Rückenentspannungslage, Krokodil, Schulterbrücke

Therapeutin: A. Cuno

Frau S., 54 Jahre, seit einigen Jahren berentet wegen Multipler Sklerose, leidet unter **depressiven Verstimmungen, Sensibilitätsstörungen, innerer Unruhe und schneller Erschöpfbarkeit.** Sie ist schon etliche Jahre immer wieder in Psychotherapie, nimmt auch regelmäßig an einem Yogakurs teil. Als sie wieder einmal in einer Sitzung über Missempfindungen im Rumpfbereich und Atemerschwernis klagt, schlage ich ihr spontan vor, ein paar Yogaübungen zu machen. Sie willigt sofort ein und ich bitte sie auf die Matte. Wir beginnen zunächst mit der Rückenentspannungslage (Abb. 1) zum „Ankommen". Dann leite ich für sie die „Krokodilsübung" (Abb. 13–16) an, wobei ich sie dieses Mal auf jeder Seite mehrere Atemzüge lang verweilen lasse. So kommt sie mehr und mehr in die Entspannung und durch die Dehnung im Brustraum erlebt sie mehr Weite. Zum Abschluss üben wir noch die „dynamische Schulterbrücke" (Abb. 9–12), um noch mehr Raum für ihren Atem zu schaffen und ihre Gedanken zu beruhigen. Nach den Übungen fühlt sie sich wesentlich entspannter, freier, kann besser atmen und die Schmerzen im Rumpfbereich sind deutlich besser. Als Folge geht sie mit viel mehr Zuversicht aus der Sitzung.

Beispiel: Kraftwahrnehmung – Planke

Therapeut: Th. Richter

Herr I., 37 Jahre, **rezidivierende mittelgradige Depression**, 4. Therapiestunde. Er ist eigentlich ziemlich sportlich, hatte aber in der letzten Zeit kaum noch etwas gemacht. Er habe durch unsere Sitzungen jetzt wieder mehr Lust bekommen, sich zu bewegen, wieder ins Schwitzen zu kommen, wisse aber noch nicht recht, was er drinnen machen könne, wenn das Wetter schlecht sei.

Ich erkläre ihm die Vorzüge von Yoga, mit dem er bislang noch nichts zu tun hatte. Er hat Bedenken, weil er dafür „wohl zu unbeweglich" sei („das ist doch vor allem etwas für total flexible Frauen") und ich erwidere, dass gerade Yoga jeden dort abholen kann, wo er oder sie gerade steht. Mein Hinweis: „Sie können Yoga als Spitzensportler machen (und das ist auch häufig der Fall) und auch, wenn Sie im Rollstuhl sitzen" überzeugt ihn schließlich, es auszuprobieren.

Da er in Alltagskleidung in der Praxis ist und um seine Bedenken wegen der Beweglichkeit ernst zu nehmen, schlage ich ihm die „Planke" (Abb. 49) vor, die weniger Flexibilität erfordert. Wir üben zunächst gemeinsam die Grundhaltung: Es ist wichtig für die Klienten, mit ihnen auf Augenhöhe zu bleiben. Dabei weise ich insbesondere auf die gerade Streckung des Rumpfes hin, also kein „Durchhängen“, aber auch nicht das Gesäß nach oben strecken.

Anschließend zeige ich ihm noch einige Varianten (z. B. ein Bein gestreckt anzuheben) und lasse ihn die Asana länger (gut 30 Sekunden) halten, damit er sich auch etwas anstrengen muss. Nach der Übung zeige ich ihm, wie er seine Handgelenke durch Massieren, Ausschütteln und Drehen wieder entspannen kann, und lasse ihn beschreiben, was sich bei ihm verändert hat („Das war ganz schön anstrengend, aber ich fühle mich trotzdem richtig wohl jetzt“).

Er übt von da an zu Hause auch mit Hilfe von Online-Angeboten Yoga und lässt seine Praxis von mir immer mal wieder überprüfen. Später besucht er einen meiner Yogakurs und berichtet, er habe Yoga mehr und mehr in sein Leben integriert.

Beispiel: Unterbrechung des Gedankenkreisens – Wechselatmung

Therapeut: Th. Richter

Fr. G., 25 Jahre, **generalisierte Angststörung**, 3. Therapiestunde.

Die junge Klientin berichtet von einer Situation mit ihrem Freund, in der sie „wieder grundlos eifersüchtig“ geworden sei. Sie habe dauernd an seine „Ex“ denken müssen, das sei sehr belastend, aber sie käme da kaum heraus.

Nach einer kurzen Exploration ihrer Gedankenkreise erkläre ich ihr, dass es verschiedene Möglichkeiten gibt, diese belastenden Gedanken zu unterbrechen und sich zu beruhigen, auch mit einer Atemübung aus dem Yoga.

Für sie als Studentin sind überzeugende Begründungen wichtig. So erläutere ich ihr zunächst die physiologisch beruhigende Wirkung einer Verlängerung des Ausatmens durch die Nase auf das Nervensystem und zeige ihr dann die Wechselatmung (Abb. 24). Die Wirkung werde hier noch gesteigert, weil man sich zusätzlich auf die verschiedenen Seiten und das Zählen konzentrieren müsse. Damit sei es nicht mehr möglich, weiter bei den dysfunktionalen Kognitionen zu bleiben.

Wir machen zunächst mehrere Durchgänge gemeinsam (3 Zähleinheiten einatmen, kurz Luft anhalten, 5 Zähleinheiten ausatmen), dann lasse ich sie unter meiner Anleitung allein üben und schließlich ohne Anleitung allein. Nach der Übung berichtet sie, sie sei „jetzt völlig tiefenentspannt“. Für sie sei das eine gute Möglichkeit, ihre Gedankenkreise und Grübeleien zu unterbrechen.

4.4. Integration von Yoga am Beispiel von Therapieverläufen

In diesem Kapitel beschreiben wir typische Beispiele von KlientInnen, in denen wir Yoga(elemente) nicht nur als Interventionen in einzelne Therapiestunden, sondern therapiebegleitend in einem längerfristigen Prozess integriert haben. Natürlich gibt es auch viele andere Möglichkeiten einer solchen Integration und jede TherapeutIn wird allmählich einen eigenen Stil dafür entwickeln. So sollen diese Beispiele einfach Anregungen sein, wie wir Yoga als begleitende therapeutische Methode einsetzen.

Beispiel: Selbstwertgefühl – Asanas und Affirmationen

Therapeut: Th. Richter

Herr H., 40 Jahre, **mittelgradige rezidivierende Depression und Generalisierte Angststörung.** Herr H. kam zum Erstgespräch mit **„Erschöpfung"**. Er sei schon länger „immer wieder antriebslos", könne sich schlecht motivieren, habe Durchschlafprobleme, ein schlechtes Selbstwertgefühl und könne nicht „Nein" sagen, sich überhaupt schlecht durchsetzen. Er habe Zweifel an seinem Beruf (Verwaltungsangestellter) und an seiner Eignung dafür, sei oft krank. Er grübele auch viel, habe Ängste vor Krankheiten und sei in der letzten Zeit sozial sehr zurückgezogen. Mein erster Eindruck: ein freundlicher Mensch mit wenig Energie und Selbstvertrauen.

In der dritten Stunde äußert er sein Gefühl, „nicht richtig zu leben, nur auf Sparflamme und fremdbestimmt". Er „möchte sich behaupten können" seinem Chef gegenüber, aber fühle sich „nicht richtig ernst genommen". Sein Vater sei „wenig präsent" gewesen, meist weg bei der Arbeit, die Mutter mit fünf Kindern überfordert, „da fehlte Zuwendung".

In den nächsten Therapiestunden arbeiten wir zunächst verhaltenstherapeutisch an konkreten Situationen, damit er lernt, seine eigenen Interessen besser zu vertreten. Dabei ist deutlich: Er fühlt sich oft „klein, geduckt" und wir besprechen, dass es gut wäre, seine innere und äußere Haltung zu verändern. Dafür biete ich Yoga an. Er habe das „noch nie gemacht, aber will das mal ausprobieren".

In der 12. Stunde wird erstmals Yoga in die Therapiesitzung einbezogen: Wir verlassen die Therapiesessel und wechseln in den Raum. Die Arbeit an der Aufrichtung im Stand geschieht durch Einübung der „Berghaltung", (Abb. 4). Nach anfänglichem bewussten Stehen mit Konzentration auf den

Atem und den festen Stand gehen wir gemeinsam mit dieser Haltung im Raum umher. Der Blick ist dabei offen und weich. Herr H. merkt den Unterschied und will versuchen, die Haltung auch im Alltag bewusst zu üben.

13. Stunde: Er werde „mehr angesprochen und wahrgenommen mit der aufrechten Haltung". Wir arbeiten seinen bisherigen Glaubenssatz heraus: „Ich schaffe das nicht" und ich führe den Held 2 (oder „Bogenschützen", Abb. 47) ein. Während der Ausführung dieser kraftvollen Haltung erlebt er seine Kraft und Stärke. Zusätzlich biete ich ihm eine neue, positive Affirmation an: „Mit Geduld und Ausdauer erreiche ich mein Ziel", die sein Vertrauen in sich noch intensiviert.

14. Stunde: Er berichtet von beruflichen und einer privaten Situation (einem Klassentreffen), vor dem er zuvor Yoga praktiziert hat und „mit anderer Haltung hineingegangen" sei. Danach sei er „zufrieden herausgegangen". „Das tut mir gut, ich habe weniger Ängste". Wir ergänzen den Held 2 (Abb. 47) um die kurz erarbeitete Affirmation „Ich kann das jetzt".

15. Stunde: Er übt jetzt regelmäßig zu Hause Yoga und berichtet von einer Situation, in der er sich „sehr wackelig gefühlt" habe. Deshalb führe ich den (vereinfachten) Baum ein (Abb. 5/6).

17. Stunde: Herr H. berichtet von Situationen, in denen er sich „noch mehr Kraft, Stärke" wünscht. Hier folgt die Einführung des Helden 1 (Abb. 45/46) mit der Affirmation „Ich bin kraftvoll und stark". Nach einer Reflexion darüber ersetzt er dies durch „Ich stehe meinen Mann", was ihm „ein gutes Gefühl" gibt.

Nächste Stunden: Er fühlt sich selbstsicherer, kann bei der Arbeit und in der Familie/Ehe eigene Interessen gut vertreten und überzeugt seinen Chef, ihn eine berufliche Fortbildung beginnen zu lassen, die er sich lange gewünscht, aber bisher nicht zugetraut hatte.

24. Stunde, Abschlussgespräch: Er sei „klarer geworden", äußere mehr seine Meinung, seine Wünsche und Bedürfnisse. Seine Arbeit mache wieder Spaß, er fühle sich „kaum noch erschöpft" und er grübele nur noch „selten und dann viel kürzer". Er mache weiter für sich Yoga, „das hat viel gebracht".

Mein Eindruck zum Therapieende: Herr H. hat deutlich an „Statur gewonnen", er hat mehr Energie und Ausstrahlung.

Beispiel: Konzentration, Aktivierung, Stabilisierung – Meditation, Atemübungen, Asanas

Therapeutin: A. Cuno

Herr M., 31 Jahre, berentet wegen **hochgradiger ADS-Problematik**, geringfügig beschäftigt als Masseur in einem Fitnessstudio. Er hatte Zeit seines Lebens große Probleme aufgrund seiner Einschränkungen, wurde viel gemobbt und schikaniert: von Gleichaltrigen, aber auch von Lehrern und Ausbildern. Ein strenges Elternhaus mit wenig Verständnis für seine Situation und viel ausgeübtem Leistungsdruck machte ihm das Leben zusätzlich schwer. Dadurch kam es zur Entwicklung einer **rezidivierenden depressiven Störung**, zeitweise mit Suizidgedanken. Daneben gibt er an, unter chronischen Rückenbeschwerden im Lendenwirbelbereich zu leiden.

Herr M. gibt in der 1. Sitzung seine Konzentrations- und Gedächtnisprobleme als für ihn am meisten belastend an. Ich biete ihm deshalb als Übung direkt in der 2. Sitzung den „Bodyscan" an, obwohl er aufgrund früherer Erfahrungen der festen Überzeugung ist, dafür ungeeignet zu sein. Die Durchführung (mit Audio-Aufnahme) klappt gut, er empfindet die Übung als angenehm und übt zu Hause täglich!

In der 3. Sitzung schlage ich deshalb eine kurze Sitzmeditation mit Fokus auf den Atem („Konzentration auf den Stirnraum", Abb. 58/59) vor, die wir ebenfalls aufnehmen und als Hausaufgabe vereinbaren. Auch hier profitiert er und nimmt sie in sein tägliches Trainingsprogramm auf. Er empfindet sich als weniger zerstreut und unkonzentriert, wenn er die Übungen durchführt.

In der 6. Sitzung führe ich die „Beobachterübung" und die „Wechselatmung" (Abb. 56) ein, da sich seine Unruhe aufgrund von Partnerkonflikten wieder verstärkt hat und er dann zu streitbarem Verhalten neigt. Er erlebt dabei, dass es durchaus möglich ist, sich von seinen scheinbar unkontrollierbaren Erregungszuständen und den damit verbundenen negativen Gefühlen und Gedanken zu distanzieren. Zu Hause gelingt es ihm, auch diese Übungen zur Selbstregulation einzusetzen.

Für die 10. Sitzung verabreden wir im Vorhinein die Einführung von Asanas. Zur Erdung und Stabilisierung üben wir gemeinsam den „Berg" (Abb. 4) und den „Held 2" (Abb. 47). Da es ihm aufgrund seiner ADS schwerfällt, sich alle Details der Anleitung zu merken, nehmen wir die Übung inklusive meiner Anleitungsanweisungen per Videoaufnahme mit seinem Smartphone auf. Auch hier nimmt er die Übungen als „Hausaufgabe" mit. Er übt dieses Mal aber nicht zu Hause, da er in Drucksituationen (immer noch Partnerschaftskonflikte) nicht üben kann.

In der 11. Sitzung möchte er dennoch weitere Asanas kennenlernen, um sich selbst zu aktivieren und seinen Rückenproblemen mit Entspannung und Stimulation entgegenzuwirken. Wir üben gemeinsam Katze-Kuh (Abb. 18–20), Krokodil (Abb. 13–16), Schulterbrücke (Abb. 9–12) und als ausgleichende Haltung am Ende den Drehsitz (Abb. 17) ein. Die Vielzahl der Übungen und Anweisungen überfordert ihn, da wir dieses Mal nicht per Video aufnehmen und er sich „so viele Übungen" auf einmal nicht merken kann.

Ab hier wird deshalb bis zum Ende der Psychotherapie nach 22 Sitzungen jede Stunde nur noch eine der erlernten Übungen zu Beginn eingeübt, mit Video aufgenommen und mit passenden Affirmationen ergänzt. Er integriert die Yoga-Übungen regelmäßig in seinen täglichen Ablauf.

Insgesamt wird von ihm eine spürbare Zunahme der inneren Ruhe und der Wahrnehmungsfähigkeit beschrieben, neben Linderung seiner chronischen Rückenbeschwerden.

Beispiel: Senkung des Hyperarousals – Atemübungen

Therapeut: Th. Richter

Herr L., 58 Jahre, **chronifizierte PTBS**. Als Busfahrer ist er von Jugendlichen überfallen und zusammengeschlagen worden, bekam keine Entschädigung und wurde zwei Jahre später entlassen. Es entwickelte sich eine chronifizierte PTBS mit starker psychosomatischer Symptomatik, v. a. Atembeschwerden (Atemgerät nachts), Hyperventilation u. a.

Deshalb kam es zu diversen Klinikaufenthalten und mehreren Psychotherapie-Versuchen. Der Klient ist psychotherapeutisch nur begrenzt erreichbar und stark auf körperliche Beschwerden fixiert. Er möchte entschädigt und rehabilitiert werden.

Ich schlage ihm Yoga zur Reduzierung der Atembeschwerden und zur Senkung des Hyperarousals vor: In sechs Therapiestunden üben wir intensiv Pranayama, vor allem die Verlängerung des Ausatems und die Yoga-Vollatmung. Herr L. stellt erleichtert fest, dass er „endlich etwas gefunden hat, das wenigstens ein bisschen Linderung verschafft". Er macht die Übungen regelmäßig selbständig zu Hause weiter.

Beispiel: Stärkung und Stabilisierung – Asanas, Meditationen, Affirmationen

Therapeutin: A. Cuno
Herr S., 43 Jahre, Programmierer (Umschulung), seit 1,5 Jahren arbeitsunfähig wegen anhaltender **Panikattacken** und **Ängsten vor einem Herzinfarkt**. Außerdem leidet er unter **depressiven Verstimmungen**, Rückenproblemen, Übergewicht und Verdauungsproblemen. Zu Beginn der Therapie berichtet er, mittlerweile nicht mehr als 15 Schritte gehen zu können und dann wegen Erschöpfung abbrechen zu müssen. Vorher habe er regelmäßig im Sportstudio Kraftsport betrieben und so zunächst 50 Kilogramm abgenommen, wovon er 15 Kilo wieder zugenommen habe seit seiner Erkrankung. Er wohne immer noch bei den Eltern im Haus, da er sich keine eigene Wohnung leisten könne. Sowohl seine Mutter als auch die Schwester und der Stiefvater litten unter psychischen Problemen. Er habe aufgrund seiner massiven Gewalterfahrungen durch den leiblichen Vater in der Kindheit keinerlei Vertrauen in sich selbst, sei früher auch in der Schule wegen seines Übergewichts massiv gehänselt worden. Er habe zwei gute Freunde, näheren Kontakt zu einer Frau habe er bis heute nicht gehabt.

Um seine immer wiederkehrenden Gedankenkreise zu unterbrechen und gleichzeitig positive Körperwahrnehmung zu erlernen, führe ich bereits in der ersten probatorischen Sitzung den Bodyscan ein. Da dies nicht die gewünschte Wirkung zeigt, sondern im Gegenteil seinen Fokus noch stärker auf seine Körpersymptome (Herz, Darm) lenkt, biete ich ihm in der nächsten Sitzung die „Beobachterübung“ mit gleichzeitiger Audioaufnahme an. Seine zu Beginn der Sitzung noch vorhandenen Magenschmerzen verschwinden und er kann sich entspannen und Distanz zu seinen Gedanken und Befindlichkeiten gewinnen. Herr J. übt nun mit Hilfe der Audioaufnahme zu Hause und kann sich während der Woche so selbst beruhigen.

In der 7. Stunde führe ich die Sitzmeditation „Konzentration auf den Stirnraum“ (Abb. 58/59) ein (wieder mit gleichzeitiger Audioaufnahme für zu Hause) und erläutere dazu den Mehrwert von Achtsamkeit und Nichtbewertung. Nach wie vor ist er jedoch eher pessimistisch und wenig zuversichtlich, was eine Verbesserung seiner Probleme angeht. Er integriert dennoch die Übungen in seinen täglichen Ablauf und kann sie bei den nächsten Panikattacken gut für sich nutzen. In der 11. Sitzung berichtet er das erste Mal von beobachteten Fortschritten: Seine Panikattacken hätten deutlich abgenommen, er könne längere Wegstrecken gehen, sei innerlich ruhiger, traue sich insgesamt wieder mehr zu.

Jetzt oder meine aktuelle Aufgabe. Wenn ich meinen Geist zentriere und z. B. meinen Hausschlüssel oder meinen Geldbeutel achtsam weglege, ist der „Geist des Yoga" in meinem Alltag präsent. Überhaupt geht es immer wieder darum, sich möglichst nur auf eine Sache zu konzentrieren, nämlich auf die, die ich in diesem Moment mache.

Eine weitere Möglichkeit, außerhalb der Matte zu praktizieren ist, Asanas oder Pranayama in Alltagssituationen hineinzubringen. Mit dem „Baum" und dem „Berg" geht das besonders gut. Warum nicht sich beim Zähneputzen auf ein Bein stellen und einen Baum andeuten? Auch beim Warten in einer Warteschlange an der Supermarktkasse oder an einer Bushaltestelle kann ich recht unauffällig einen Baum andeuten, auf jeden Fall aber einen „Berg". Schließlich gibt es noch die Möglichkeiten des Pranayama, die gut (auch unauffällig) in den Alltag eingebracht werden können. Abends im Bett kann ein paar Minuten verlängerter Ausatem den ersehnten Schlaf deutlich erleichtern. Damit oder mit der Wechselatmung, kann ich mich in vielen Lebenssituationen oft sehr erfolgreich beruhigen und zentrieren: vor einer anstehenden Prüfung oder einem schwierigen Gespräch, während eines Konfliktes mit dem/der PartnerIn oder auch nach einer belastenden Therapiestunde, wenn mich diese Situation innerlich nicht mehr loslässt. Auch die von uns beschriebenen Meditationen und der Bodyscan sind dafür gut geeignet.

All diese Möglichkeiten, Yoga außerhalb der Matte anzuwenden, sind natürlich nicht nur für unsere Psychohygiene als PsychotherapeutInnen hilfreich, sondern auch für unsere KlientInnen.

Damit schließt sich der Kreis zum Anfang des Buches. Der achtsame Umgang mit sich selbst und anderen, die Niyamas und Yamas von Patanjali tauchen hier wieder auf: Yoga als umfassende Unterstützung für viele Aspekte des Lebens und für eine persönliche Weiterentwicklung.

Anhang

Die nachstehenden Abfolgen sind lediglich Vorschläge für die Zusammenstellung einer eigenen (ersten) Übungspraxis, eignen sich aber auch gut als Anregung für das häusliche Üben der KlientInnen. Sowohl die Übungen der Anfangs- und Abschlussentspannung als auch die Asanas aus den jeweiligen Kategorien können ausgetauscht und die Übungsreihe somit anders zusammengestellt, erweitert oder verkürzt werden.

Auch hier gilt: Weniger ist mehr. Es ist besser, bei wenig Zeit nur einige wenige Übungen entspannt und achtsam auszuführen, als unter Zeitdruck eine ganze Folge zu „absolvieren".

Übungsfolge, um Geist und Körper zu beruhigen

1. Kurze Einstimmung: Rückenentspannungslage

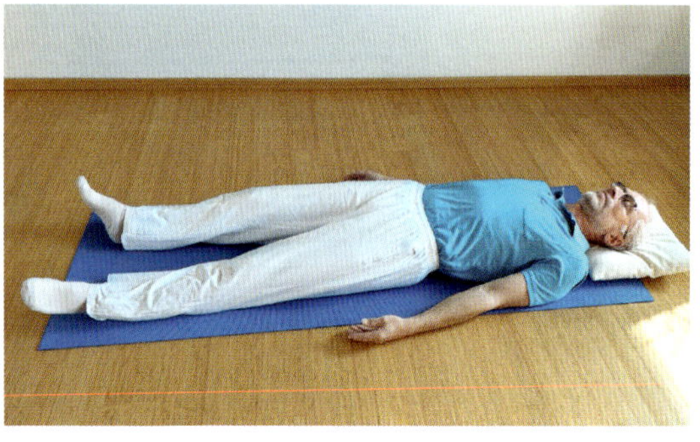

2. Wechselatmung im Sitzen

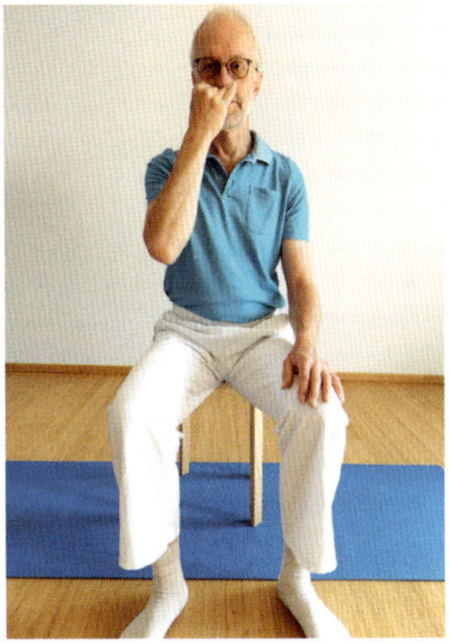

3. Berghaltung

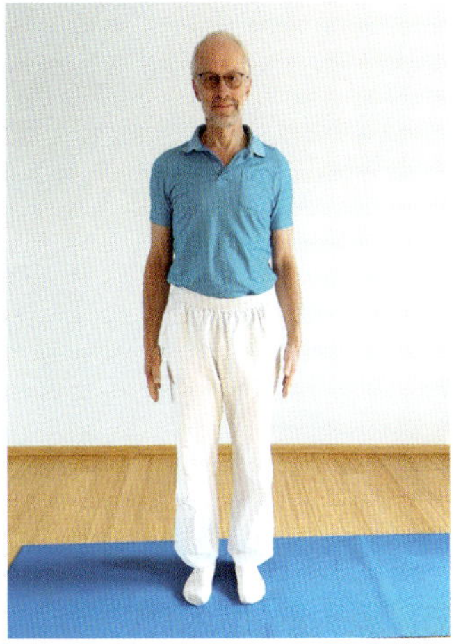

4. Vorbeuge im Stehen

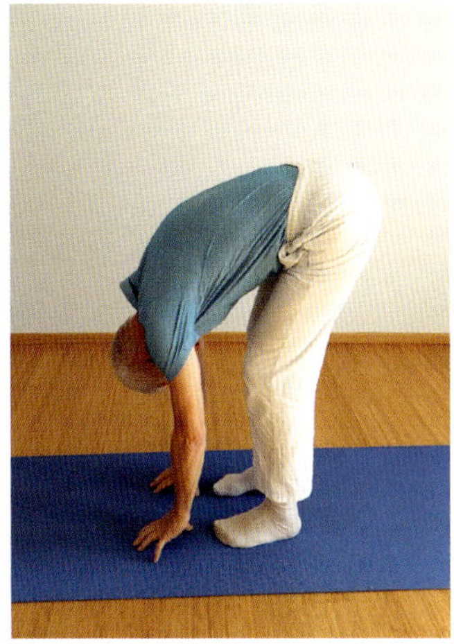

5. Katze-Kuh

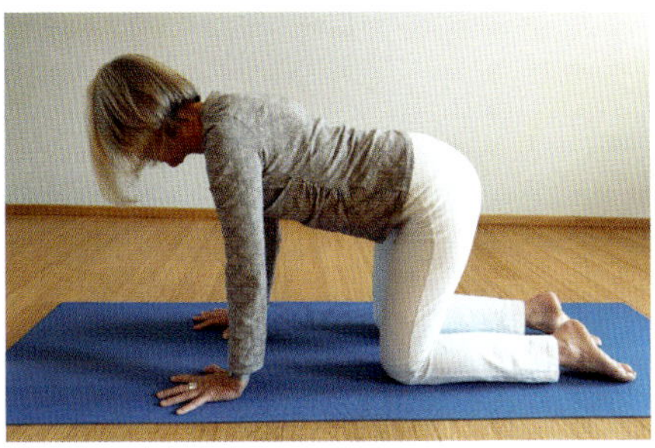

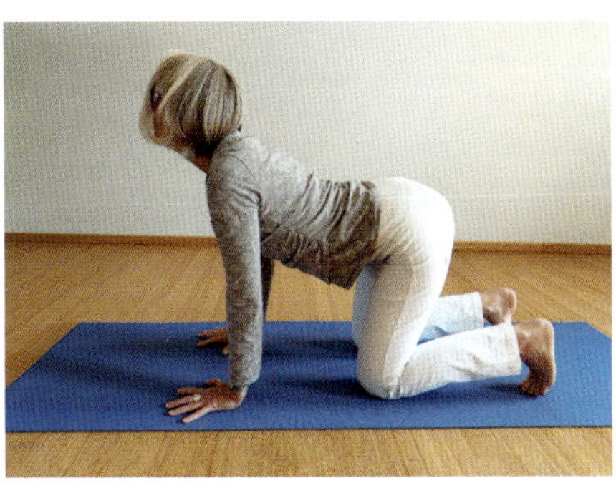

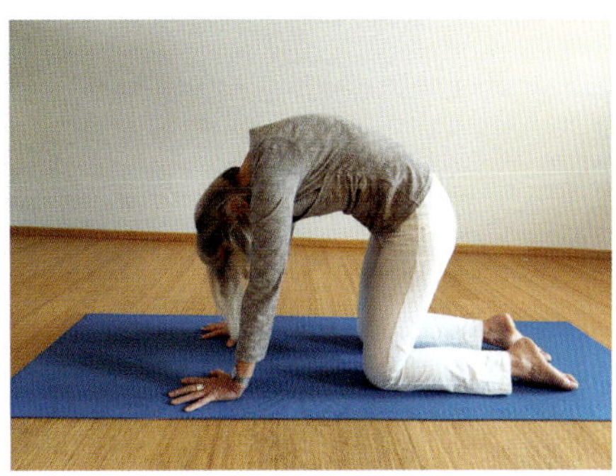

6. Dynamische Schulterbrücke

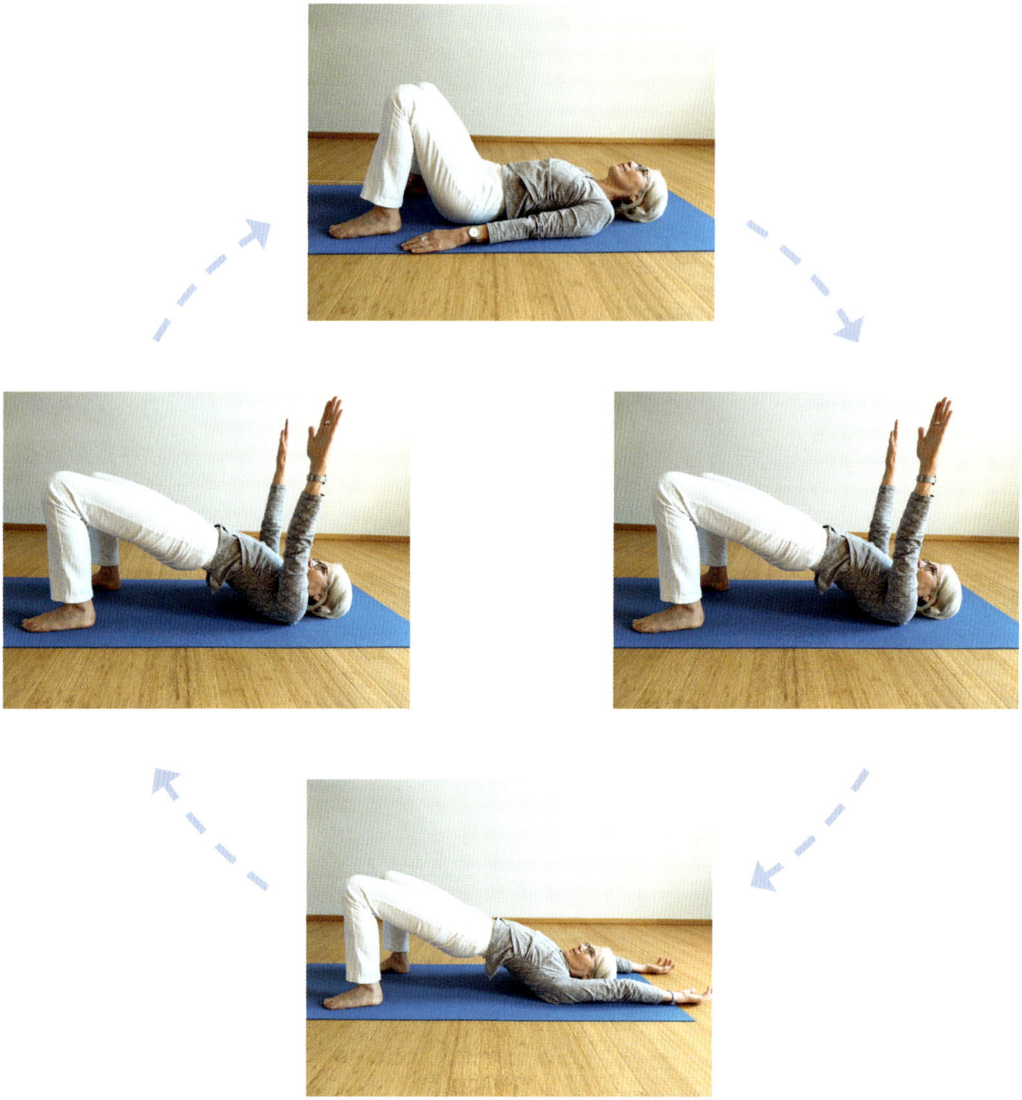

7. Dynamisches Krokodil

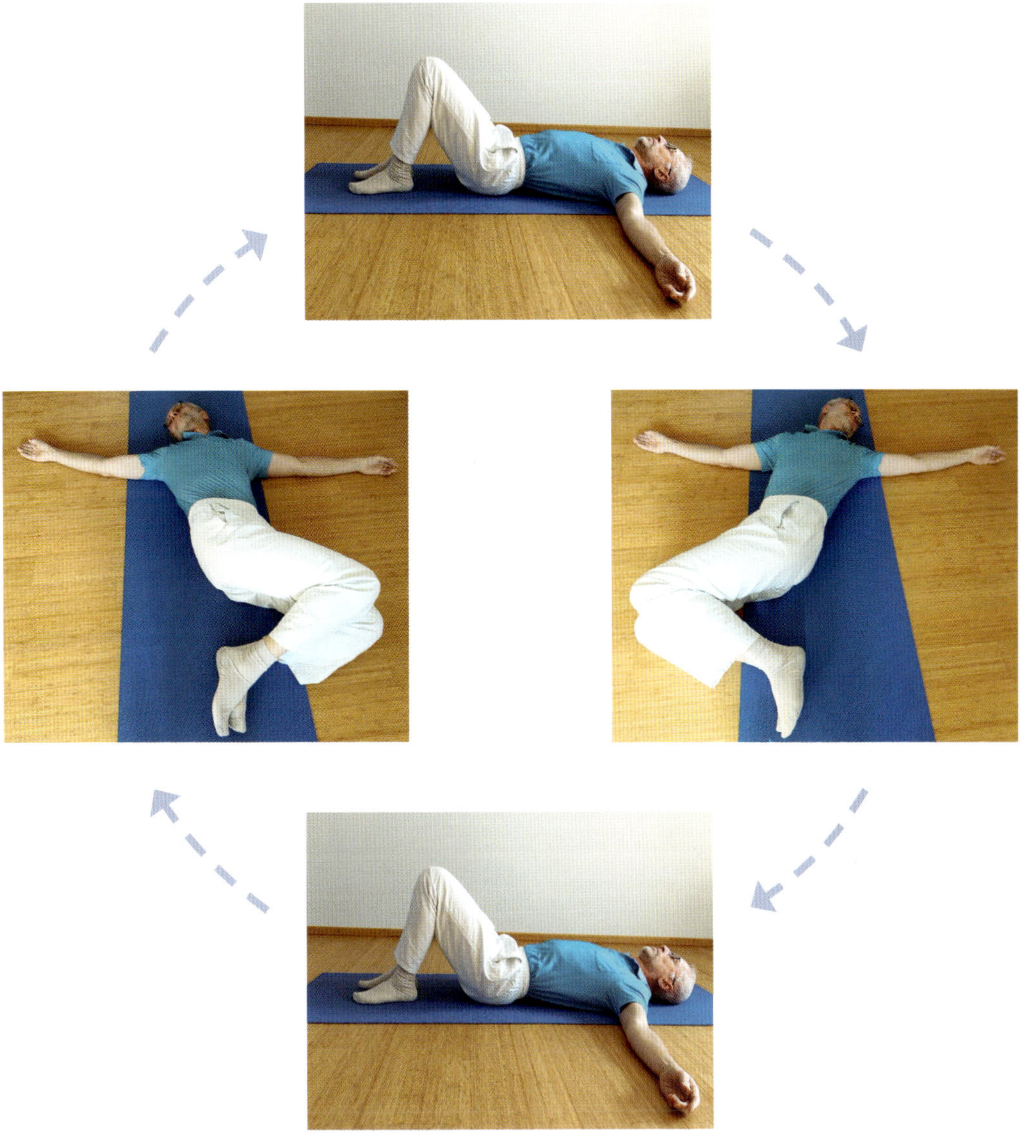

8. Abschluss: Bodyscan

Übungsfolge, um Geist und Körper zu aktivieren

1. Kurze Einstimmung: Rückenentspannungslage

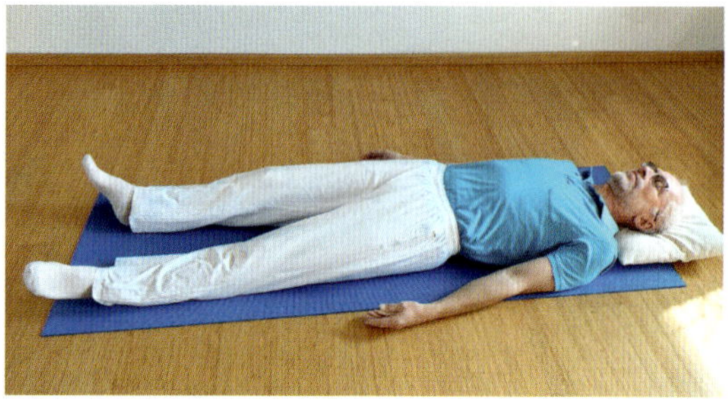

2. Acht Bewegungen der Wirbelsäule

Siehe Abb. 25 – 44

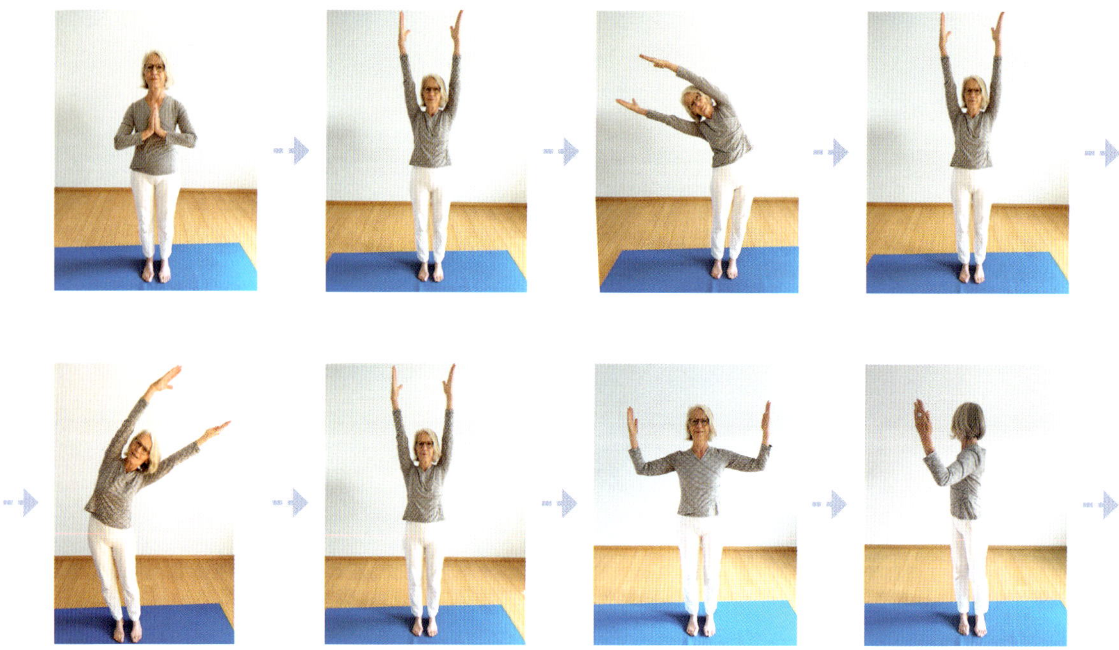

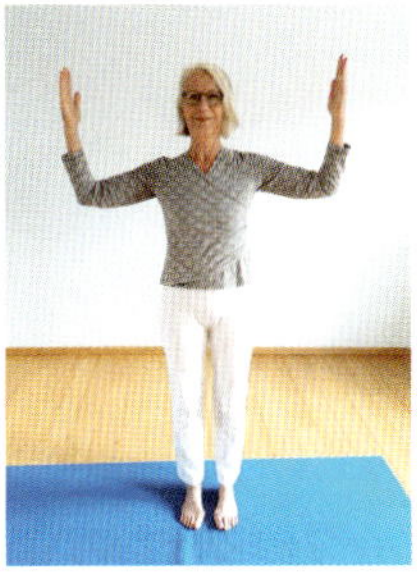
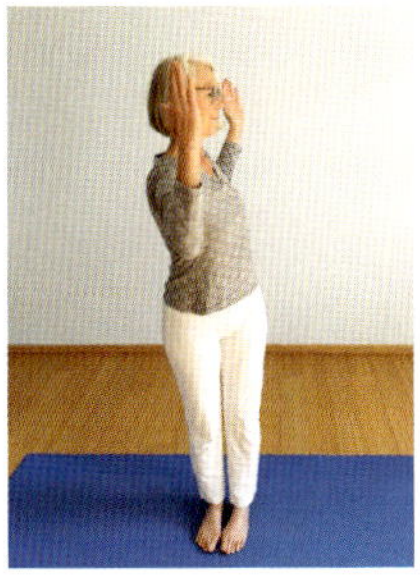
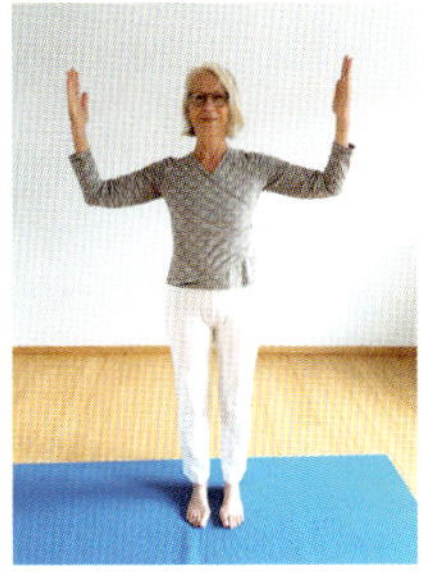
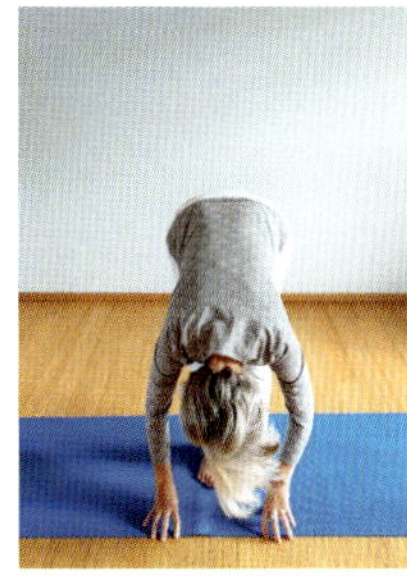
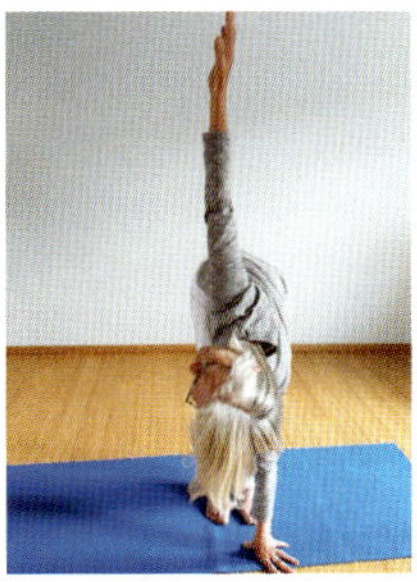
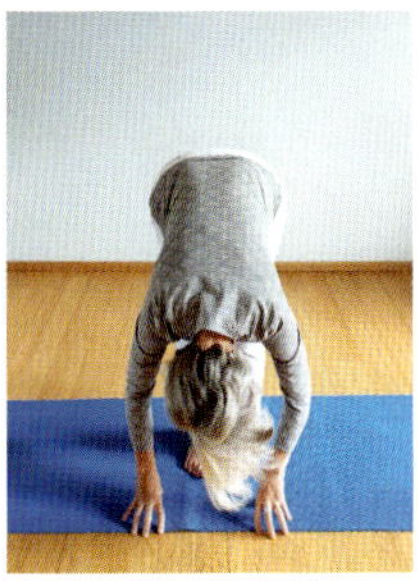
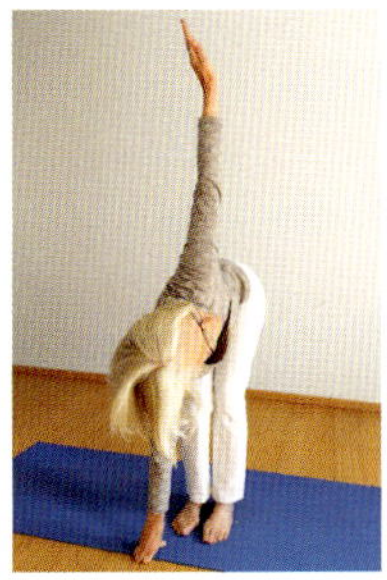
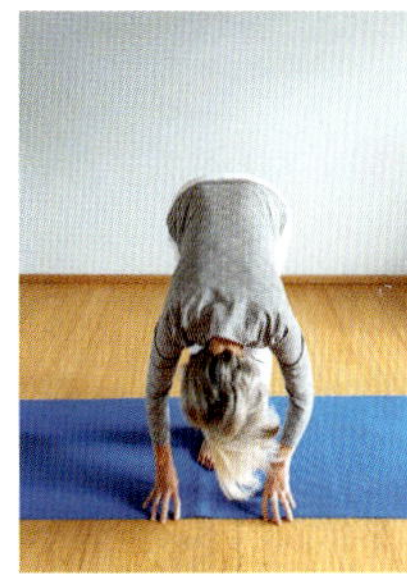
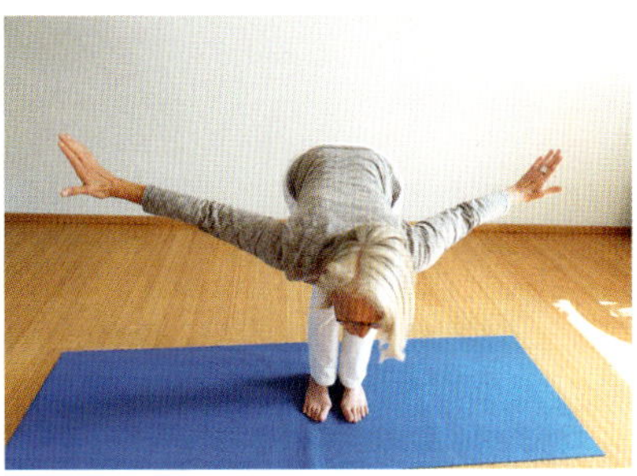
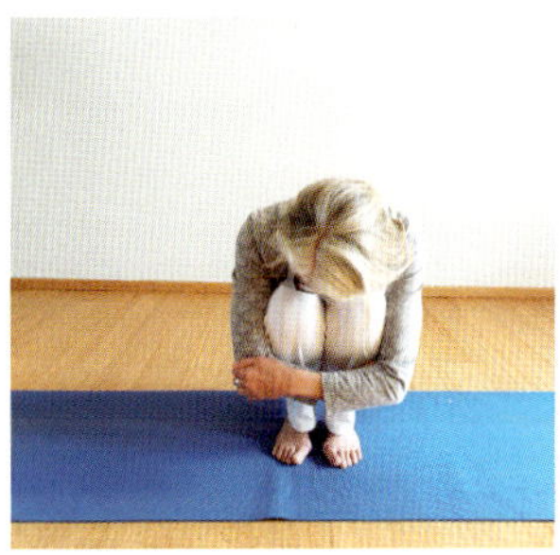
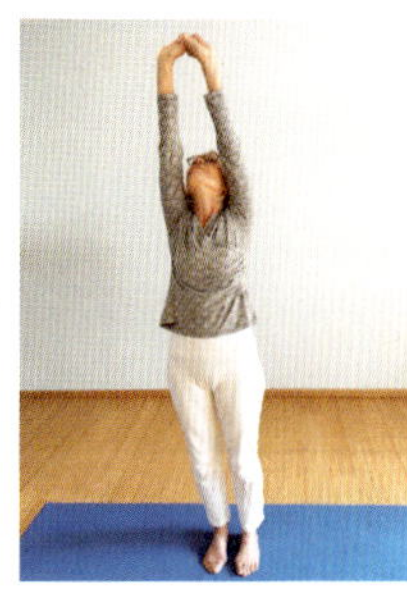
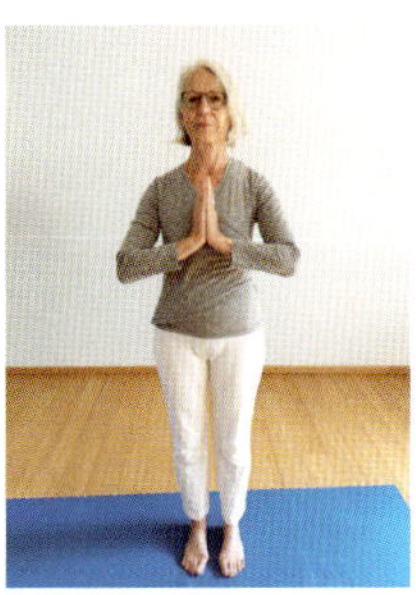

3. Berg

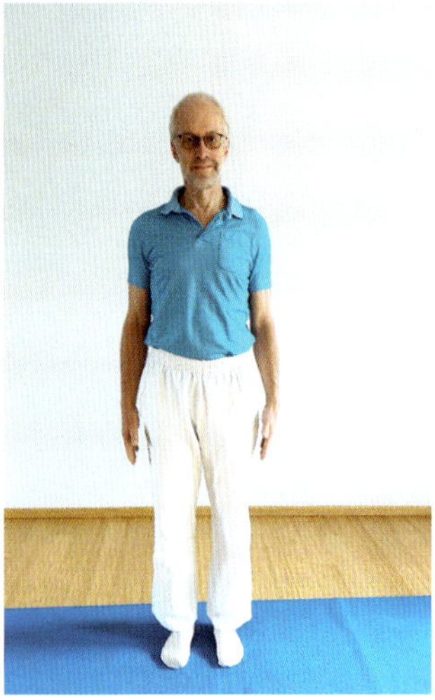

4. Große Krafthaltung

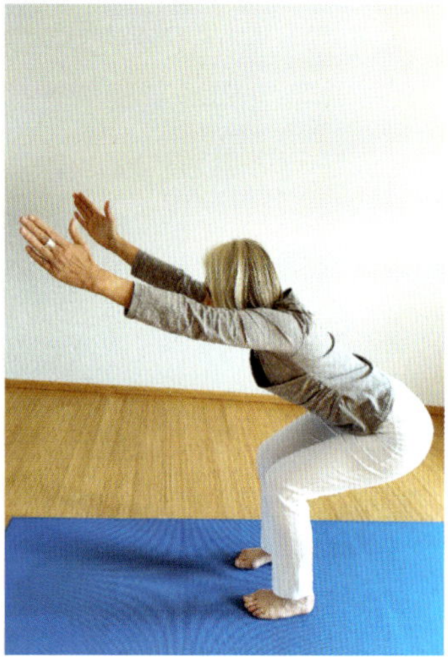

5. Held 1(Krieger)

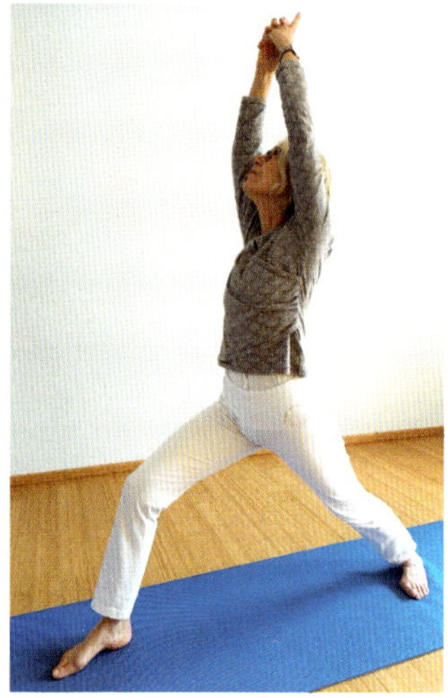

6. Held 2 (Bogenschütze)

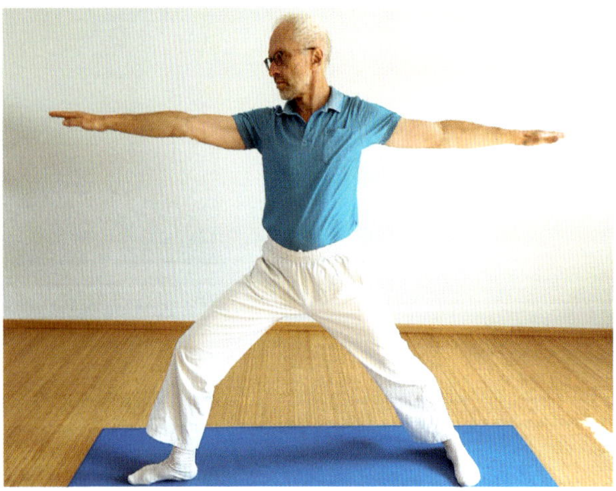

7. Planke

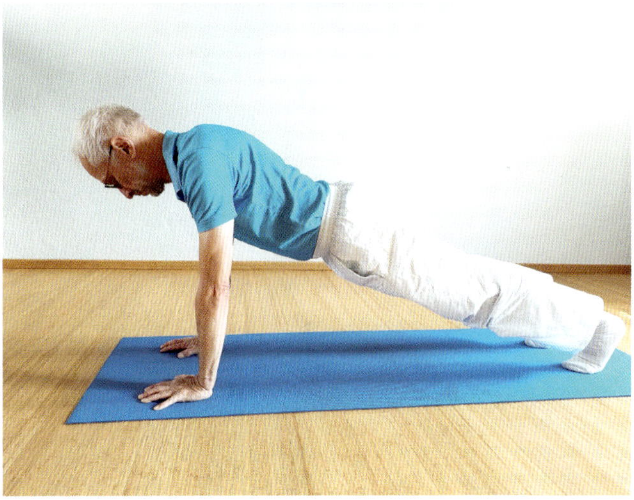

8. Abschluss: Bauchentspannungslage

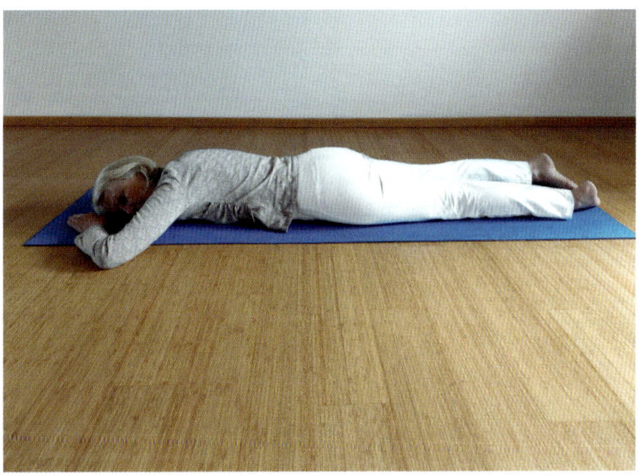

Übungsfolge, um die Konzentration zu fördern

1. Kurze Einstimmung: Rückenentspannungslage und Yoga-Vollatmung

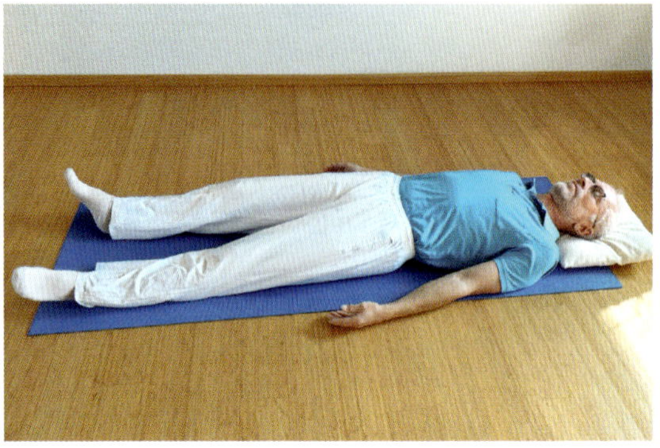

2. Meditation „Konzentration auf den Stirnraum“

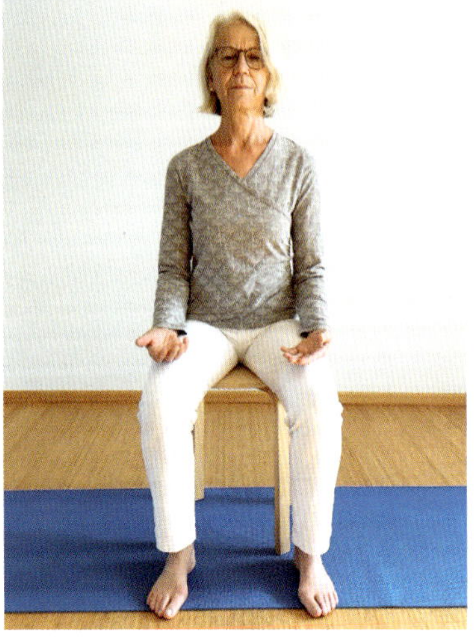

3. Berg

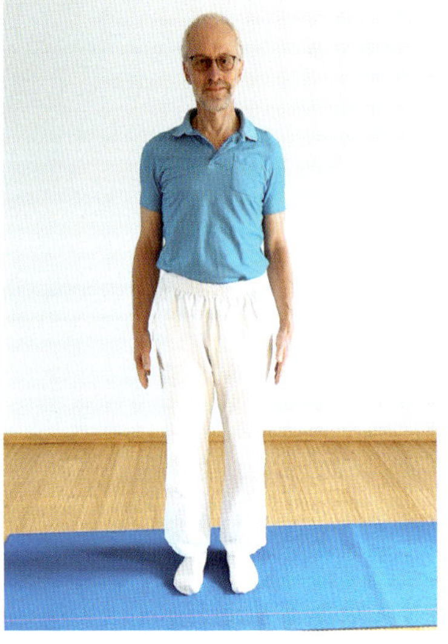

4. Baum

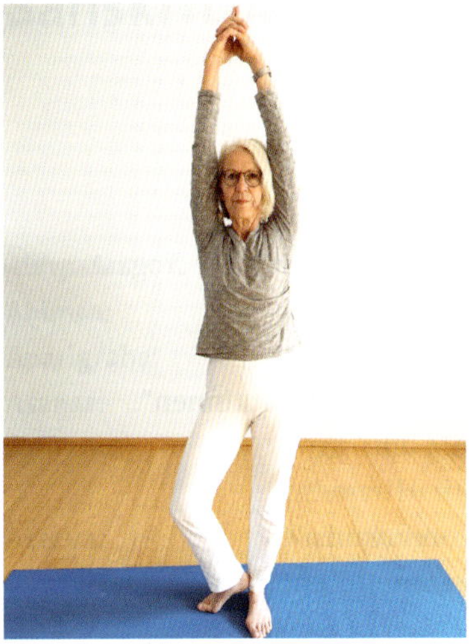

5. Stabsitz

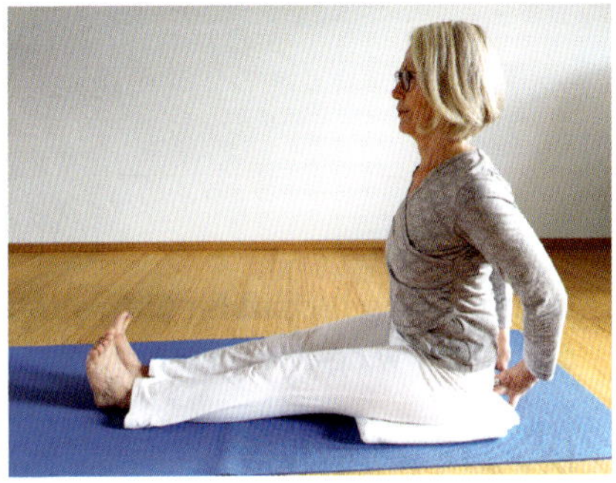

6. Drehsitz

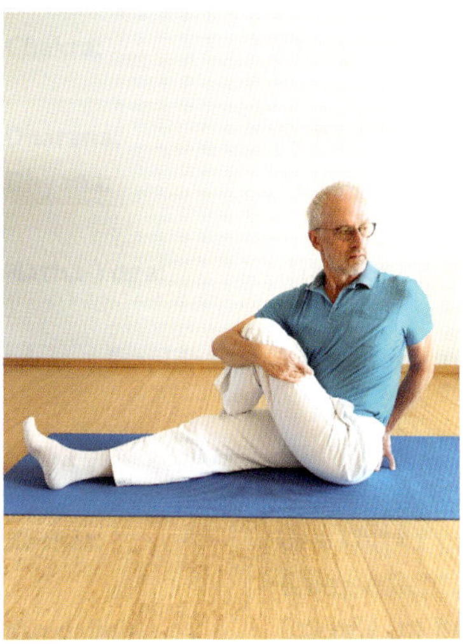

7. Abschluss: Rückenentspannungslage

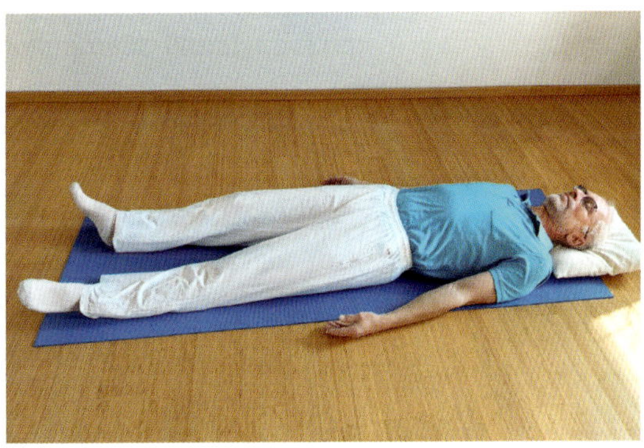

Pomykala, K.L., Silverman, D.H., Geist, C.L., Voege, P., Siddarth, P., Nazarian, N., St Cyr, N.M., Khalsa, D.S., Lavretsky, H. (2012): A Pilot Study of The Effects of Meditation on Regional Brain Metabolism in Distressed Dementia Caregivers. Aging Health, 8(5), 509 – 516

Qu, S., Olafsrud, S.M., Meza-Zepeda, L.A., Saatcioglu, F. (2013): Rapid Gene Expression Changes in Peripheral Blood Lymphocytes Upon Practice of a Comprehensive Yoga Program. PloS One, 8(4), e61910

Reddemann, L. (2006): Imagination als heilsame Kraft: Zur Behandlung von Traumafolgen mit ressourcenorientierten Verfahren (12. Aufl.). Leben lernen: Vol. 141. Klett-Cotta, Stuttgart

Schöps, I. (2010): Yoga: Das große Praxisbuch für Einsteiger und Fortgeschrittene. Knaur Balance, München

Sriram, R. (2006): Patanjali – Das Yogasutra: Von der Erkenntnis zur Befreiung. Theseus, Bielefeld

Sivadasananda (2010): Yoga ohne Grenzen. Yoga Journal (1), 52 – 55

Streeter, C.C., Whitfield, T.H., Owen, L., Rein, T., Karri, S.K., Yakhkind, A., Perlmutter, R., Prescot, A., Renshaw, P.F., Ciraulo, D.A., Jensen, J.E. (2010): Effects of Yoga Versus Walking on Mood, Anxiety, and Brain GABA levels: A Randomized Controlled MRS Study. Journal of Alternative and Complementary Medicine (New York, N.Y.), 16(11), 1145 – 1152

Trökes, A. (2000): Das große Yogabuch: Das moderne Standardwerk zum Hatha-Yoga. Gräfe und Unzer, München

Wang, W.-L., Chen, K.-H., Pan, Y.-C., Yang, S.-N., Chan, Y.-Y. (2020): The Effect of Yoga on Sleep Quality and Insomnia in Women with Sleep Problems: A Systematic Review and Meta-Analysis. BMC Psychiatry, 20(1), 195

Yogaeasy (2023): Die Geschichte des Yoga. In: www.yogaeasy.de/artikel/Die-Geschichte-des-Yoga?campaignid=20085915247&adgroupid=&creative=&clickid=EAIaIQobChMIpfGT6cLS_wIVYBsGAB3trgCCEAAYASAAEgId8_D_BwE&gad=1&gclid=EAIaIQobChMIpfGT6cLS_wIVYBsGAB3trgCCEAAYASAAEgId8_D_BwE, 24.05.2023

Hintergrundliteratur

Dworschak, T. (2017): Die Geschichte des modernen Yoga: Motive der Konstruktion einer Tradition. Sport und Gesellschaft, 14(3), 195–219

Schöps, I. (2010): Yoga: Das große Praxisbuch für Einsteiger und Fortgeschrittene. Knaur Balance, München

Sriram, R. (2006): Patanjali – Das Yogasutra: Von der Erkenntnis zur Befreiung. Theseus, Bielefeld

Tardan-Masquelier, Y. (2022): Interview by Yoga Journal. Yoga Journal, 62–67

Tietke, M. (2007): Der Stammbaum des Yoga: 5000 Jahre Yoga – Tradition und Moderne. Theseus, Stuttgart